Die Autorinnen

Xiaoying Shang studierte in Xi'an Medizin und arbeitete danach als Stationsärztin und später als Oberärztin für Neurologie an einem Krankenhaus Xi'an, China. 1989 – 1991 war sie Gastärztin in der neurologischen Station des Städtischen Krankenhauses, Dortmund.

Von1991 – 1999 arbeitete sie in verschiedenen Praxen für TCM, machte die Heilpraktikerprüfung (chinesische Diplome werden nur bedingt in Deutschland aner-kannt) und führt seit 1999 erfolgreich eine eigene Heilpraktikerpraxis für TCM in Krefeld.

Grit Nusser, Sozialpädagogin und Heilpraktikerin.
Sie beschäftigte sich während ihrer Zeit als Heilprak-tikerin intensiv mit der Naturheilkunde und gab ihr Wissen auch im Unterricht weiter. Während ihrer Aufenthalte in Xi'an, China, lernte die Autorin verschie-denen Massagetechniken wie TuiNa-AnMo und Gua Sha kennen und schätzen.

Sie wandte chinesische Massage auch erfolgreich bei Hunden an und schrieb das Buch „TuiNa-AnMo für den Hund" (ISBN 9783839132302).
Weitere Bücher der Autorin:
- „Kräuter für den Hund" (ISBN 9783839123584)
- „Ist alt werden gesund?" mit Petra Linder und Rita Menzenbach-Siemens (ISBN 9783839130148)
- „Gua Sha" mit Xiaoying Shang (ISBN 9783842312432)
- „Alternativmedizin für Pferde" mit Rita Menzenbach-Siemens (ISBN 9783844804089)

Ba Guan

Die Anwendung des Schröpfens
in der Traditionellen Chinesischen
Medizin (TCM)

Danksagung

Danke, Mario,
für Deine unschätzbare Hilfe bei der Arbeit am
Computer!

Xie Xie
Frau Dr. Hu und Herr Dr. Wang
für Ihre Unterweisung in TCM
im Krankenhaus von Xi'an

Bibliografische Information der Deutschen
Nationalbibliothek
Die Deutsche Nationalbibliothek verzeichnet diese
Publikation in der Deutschen Nationalbibliografie;
detaillierte bibliografische Daten sind im Internet
über http://dnb.d-nb.de abrufbar.

Herstellung und Verlag: Books on Demand
GmbH, Norderstedt

ISBN 9783732249398

Inhaltsverzeichnis

BA GUAN
oder
DAS SCHRÖPFEN

Seit über 2000 Jahren ist in der traditionellen chinesischen Medizin (TCM) Ba Guan (Schröpfen) ein wichtiger Bereich der **„äußeren Medizin"** (waizhi) im Gegensatz zur **„inneren Medizin"** (naizhi) mit der Anwendung von Arzneimittel aus Pflanzen, Tieren oder Mineralien, und basiert auf der ganzheitlichen Sicht der TCM. Diese Methode ist – wenn man die Regeln befolgt – einfach, sicher, preiswert und sehr erfolgreich.

Im antiken Griechenland gab es Telesphorus, den Gott des Schröpfens, aber auch in Mesopotamien, Indien und Südamerika ist Schröpfen seit mehr als 3000 Jahren übliche Praxis und ebenso wie im Westen Teil der Volksmedizin (wie man es auch in Filmen wie Roman Polanskis „Tanz der Vampire" oder „Alexis Sorbas" bewundern konnte). So war das Schröpfhorn das Zunftzeichen der Bader. Kuhhörner wurden rund abgeschliffen, erwärmt und auf die schmerzenden Stellen gesetzt.

Ich befasse mich in diesem Buch vor allem mit den in der TCM üblichen Vorstellungen, Regeln und Anwendungsmöglichkeiten, werde aber der Vollständigkeit halber auch auf die Grundlagen des Schröpfens aus westlicher Sicht eingehen.

Was ist TCM?

Die Anfänge der traditionellen chinesischen Heilkunde stehen in enger Beziehung zur Natur des Landes. Die Menschen mussten sich nach der Natur richten und haben so die Vorgänge in der Natur genauer beobachtet. Sie versuchten, die Gesetze der Natur in ihr eigenes Leben einzubeziehen. So entwickelte sich im kälteren nördlichen Teil mit zum Teil sehr unfruchtbaren Böden die Akupunktur und Moxibustion, eine Wärmetherapie mit dem dort im Überfluss wachsenden Beifuß (Artemisia vulgaris) und die Massage.

Im Süden Chinas war es wärmer und es gab viele Pflanzen, deren Wurzeln, Blätter, Blüten oder Rinden die Bewohner verwendeten und so Krankheiten heilten.

In der Zeit des Gelben Kaisers wurden beide Systeme zusammen geführt.

„Medizin nach dem Beginn der Krankheit ist, als grabe man erst einen Brunnen, wenn man durstig ist; oder schmiede Waffen erst, wenn die Schlacht bereits begonnen hat." (Nei ching)

Die traditionelle chinesische Medizin will mehr als heilen. Sie versucht, die Gesundheit aufrecht zu erhalten. So steht im **Nei ching,** dem vom berühmten „Gelben Kaiser" Huang ti (2698 – 2598 v.Ch.?) niedergeschriebenen Werk: „Der wahre Arzt pflegt den

Kranken vor der Krankheit". So wurden Ärzte im alten China auch nicht für die Heilung der Krankheit, sondern für die Gesunderhaltung des Menschen bezahlt.

Im chinesischen Sprachgebrauch wird das Wort „TAO" für das mit menschlichen Mitteln nicht greif- und begreifbare, unendlich tiefe Geheimnis des Universums verwendet.

Die TCM sieht den Menschen als Teil des Ganzen, eins mit der Natur, eins mit dem All. So wird er auch beeinflusst von Regen, Sonne, Wind, von Ebbe und Flut, den Sternen, von Wärme und Kälte.

Grundlage der TCM ist die Vorstellung, dass der menschliche Körper eine Abbildung des Kosmos im Kleinen ist; dass Mikrokosmos und Makrokosmos eins sind und dass alles bestimmten logischen Regeln untersteht: **„wie im Großen, so im Kleinen".** Diese Regeln gelten für den gesamten Kosmos, so auch für Pflanzen, Mensch und Tier bis in die winzigen Zellen. Dieses ganzheitliche Denken beeinflusst auch die Vorstellung über Krankheiten und ihre Ursachen.

Das Symbol des Tao ist der Kreis und steht für den Beginn allen Seins.

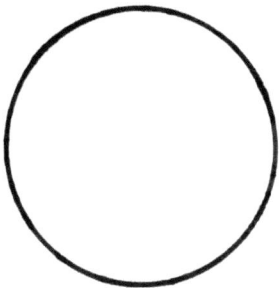

„YIN und YANG" stehen für zwei polare Kräfte wie z.B. hell – dunkel, männlich – weiblich oder Tag – Nacht, zwischen denen es Wechselbeziehungen gibt.
Sie sind von einander abhängig und können nicht ohne das andere existieren. Ihr Symbol ist die Monade.

Yin und Yang dienen der Unterscheidung von gegensätzlichen Eigenschaften (hell – dunkel...), Verhaltensweisen (laut – leise...) oder Lokalisationen (oben – unten, außen – innen...), während Fülle – Leere einen gestörten Zustand (Zuviel oder Zuwenig) beschreiben.

Yin und Yang schaffen ein energetisches Gleich-gewicht und wirken im Menschen und im Tier wie auch in überall in der Natur. Um die Harmonie zwischen diesen beiden Kräften aufrecht zu erhalten, zirkuliert Energie ständig durch den Körper. Wird an irgendeiner Stelle dieser Energiefluss unterbrochen, so wird das energetische Gleichgewicht gestört und es kommt zur Erkrankung.

Gesundheit ist also energetisches Gleichgewicht zwischen rechter und linker, oberer und unterer Körperhälfte sowie dem Inneren und Äußeren des Körpers.

Die **Monade** ist das Symbol für das Zusammenspiel und die Abhängigkeit zwischen Yin und Yang, Tag und Nacht, hell und dunkel.

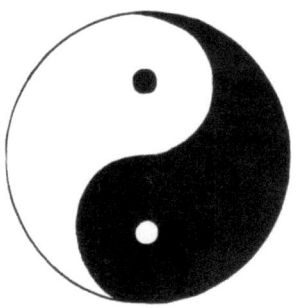

Die Philosophie von Yin und Yang wird erweitert durch die **FÜNF-ELEMENTEN-LEHRE.**

Im **Nei ching**, dem berühmten Lehrbuch der TCM, heißt es: „Es gibt fünf Elemente im Himmel und auf der Erde".

So wurden alle Phänomene wie z.B. Jahreszeiten, klimatische Erscheinungen, Farben, Organe, Gefühle, Geschmack oder Körperteile den **fünf Elementen** oder **fünf Wandlungsphasen** zugeordnet: Holz, Feuer, Erde, Metall und Wasser.

Die fünf Wandlungsphasen und ihre Zuordnungen

Elemente	Holz	Feuer	Erde	Metall	Wasser
Yin-Organe	Leber	Herz	Milz	Lunge	Niere
Yang-Organe	Gallenbl.	Dünndarm	Magen	Dickdarm	Blase
Sinne	Augen	Zunge	Mund	Nase	Ohren
Gewebe	Sehnen	Blutgefäße	Muskeln	Haut Körperhaar	Knochen Kopfhaar
Emotionen	Zorn/ Ärger	Freude/ Euphorie	Nach-denklichkeit	Trauer	Angst/ Schreck
Klima	Wind	Hitze	Nässe	Trockenheit	Kälte
Jahres-zeiten	Frühjahr	Sommer	Spät-sommer	Herbst	Winter

Die 5 Elemente stehen in enger, wechselseitiger Beziehung der Förderung oder Hemmung zu einander. So hat jedes Element ein Gegenelement, jedes beherrscht ein anderes Element und wird gleichzeitig von einem anderen beherrscht.

Diese Gesetzmäßigkeiten werden im „alten China" poetisch beschrieben:
„Wasser ernährt Holz, Holz verbrennt im Feuer und nährt es. Das Feuer nährt die Erde mit Asche und lässt im Inneren Metall entstehen. Metall quillt als Wasser aus der Erde. Wasser ernährt Holz..."

Durch diese Lehre werden Krankheitsursachen und ihre Auswirkungen den entsprechenden Meridianen und Organen zugeordnet.

In der Vorstellung der TCM fließt **ENERGIE (QI)** in festgelegten „Kanälen" (Meridiane), die den ganzen Körper durchziehen. Man könnte sie mit „Lebensenergie" übersetzen. Sie reguliert so Durchblutung, Gewebsspannung, Kreislauftätigkeit und Lymphzirkulation.

Ein Zuviel an Qi führt zu Disharmonie, ein Zuwenig zu Störungen.

Schmerz ist nach der Lehre von **Dr. Reinhard Voll** (1909-1989), Begründer der Elektroakupunktur nach Voll (EAV), der Hungerschrei des Gewebes nach fließender Energie.

Fließt das Qi harmonisch entlang der Meridiane, so können störende Einflüsse von außen dem Körper nicht sehr viel anhaben.

Wir werden mit einem gewissen Vorrat an Qi geboren. Mit zunehmendem Alter, Stress, falsche Ernährung oder Verletzungen verkleinert sich dieser Vorrat, bis diese Lebenskraft mit dem Tode verlöscht.

Beeinflusst wird das Qi durch Nahrung, Atmung, sinnliche Erfahrungen, elementare und kosmische Faktoren: ist also eine **umweltbezogene** Vorstellung.

Qi ist qualitativ und funktionell unterschiedlich. Es schließt Materie und Funktion mit ein. Das Qi aus der Ernährung (sauberes Qi) stellt **Materie** dar, während das Qi des Herzens, der Leber, Milz, der Nieren und des Magens, sowie das Qi der Meridiane **funktionell** ist. Beide stehen in enger Beziehung zueinander und können nicht getrennt werden.

Die ältesten geschriebenen Unterlagen über **AKU-PUNKTUR** gehen zurück bis in das fünfte Jahrhundert vor Christus. Bereits in jenen Zeiten entdeckten die Chinesen, dass Schmerzen beseitigt, ja nicht selten Krankheiten allein dadurch geheilt werden konnten, indem man in einzelne Punkte hinein sticht. Wurden früher schmale, zugeschliffene Steine verwendet, kamen später dünne Bambusstäbchen, dann Nadeln aus Kupfer, Gold, Silber und heute meist Stahlnadeln zum Einsatz. Durch die ausgelösten Reize empfanden die Menschen ein gewisses Gefühl der Schwere, der Entspannung, ja sogar ein Kribbeln bis hin zur Gefühllosigkeit.

So fanden chinesische Ärzte im Laufe der Behandlung von Krankheiten heraus, dass durch die Stimulation bestimmter Stellen an der Körperoberfläche sich auch innere Krankheiten besserten.

Diese „Stellen" wurden **PUNKTE** genannt, durch die nach ihren Vorstellungen Lebensfunktionen (QI) der inneren Organe über Meridiane an die Körperoberfläche gelangen. Durch das gezielte Einstechen der Nadeln wird der Energiestrom reguliert und so Krankheiten beeinflusst.

Diese Punkte wurden im chinesischen mit Namen wie z.B. Queze benannt, das übersetzt „gewundenes Moor" bedeutet und im Westen werden sie jeweils nach den Meridianen und ihrer Lage durchnummeriert (Kreislauf/Sexus 3).

Die **MERIDIANE** verbinden Punkte miteinander, die einen Einfluss auf die Funktion bestimmter Organe haben. Sie bilden ein Netzwerk, dass die Körperoberfläche und die inneren Körperteile miteinander verbindet und die Funktionen des ganzen Körpers reguliert.

Jeder Meridian versorgt ein Organ, ein Organsystem oder mehrere Organe mit ähnlicher Funktion, eine Körperzone, Drüsen, ein Sinnesorgan und die Produktion oder Funktion einer Körperflüssigkeit. Energetische Störungen führen also zu Erkrankungen und/oder Funktionsstörungen im entsprechenden Gebiet, ebenso können Erkrankungen oder funktionelle Störungen energetische Blockaden auslösen.

Nach Vorstellung der TCM zirkulieren in den Meridianen Energie und Blut, wobei „Energie" als Funktion der Ernährung und Abwehr zugleich bezeichnet werden kann. Dieser Energiefluss verläuft von Punkt 1 bis zum höchsten Punkt eines Meridians (z.B. der Blasenmeridian von 1 – 67).

Die Meridiane werden nach Organen benannt, deren Funktion sie beeinflussen. Je nach Verlauf des Meridians beeinflussen sie auch lokale Bereiche.

Beispiel: Aufgabe des Dickdarm-Meridians ist die Unterstützung und Energieversorgung des Dickdarms. Durch seinen Verlauf beeinflusst er aber auch Hand-, Ellenbogen- und Schultergelenk, hilft bei Zahnschmerzen, Kopfschmerzen, Beschwerden im Mund- und Rachenbereich...

Es wurden nach jahrtausendelanger Erfahrung sechs paarige Yang- und sechs paarige Yin-Meridiane, die rechts und links spiegelbildlich verlaufen, festgelegt, sowie einen Yin-Meridian in der Mitte der Vorder- und einen Yang-Meridian in der Mitte der Rückseite des Körpers. Jeweils ein Yang- und ein Yin-Meridian gehören zusammen.

Die **Yang-Meridiane** verwandeln die zugeführten Stoffe in Energie, während die **Yin-Meridiane** die Energie speichern.

YANG-Meridiane	paarig	**YIN-Meridiane**
Gallenblase (Ga)		Leber (Le)
Dickdarm (Di)		Lunge (Lu)
Magen (Ma)		Milz-Pankreas (MP)
Dünndarm (Dü)		Herz (He)
Blase (Bl)		Niere (Ni)
Dreifach Erwärmer (3E)		Kreislauf-Sexus (KS)
Lenker-Gefäß (LG)	unpaarig	Konzeptionsgefäß (KG)

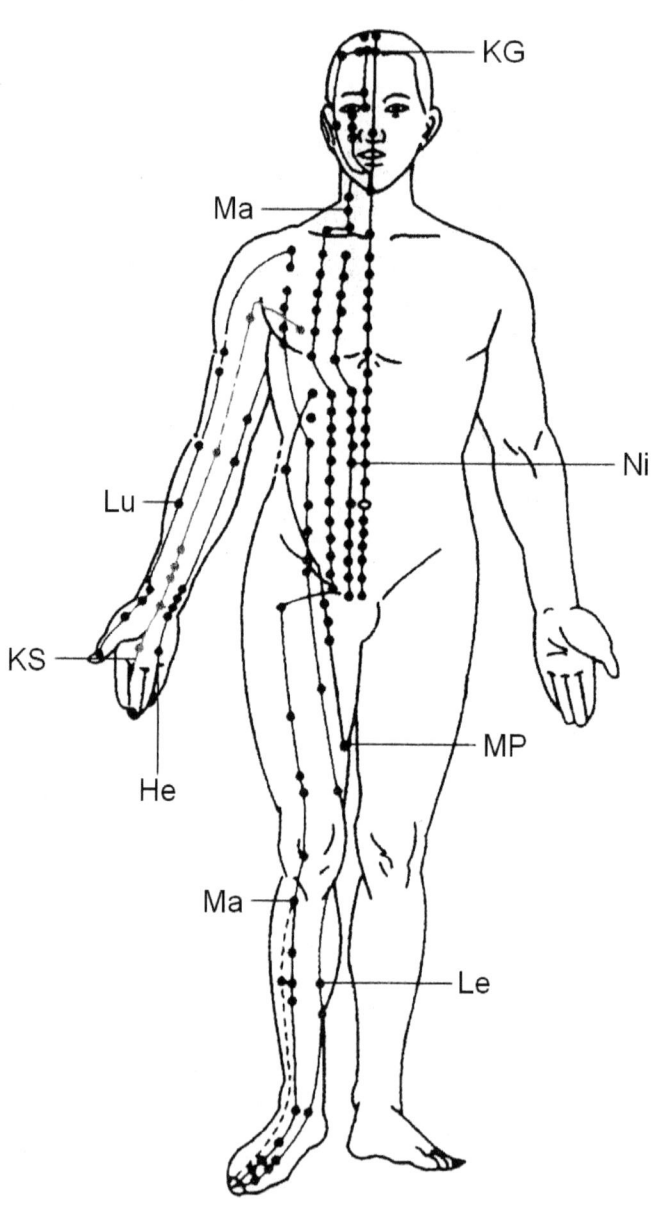

KG

Ma

Ni

Lu

KS

He

MP

Ma

Le

20

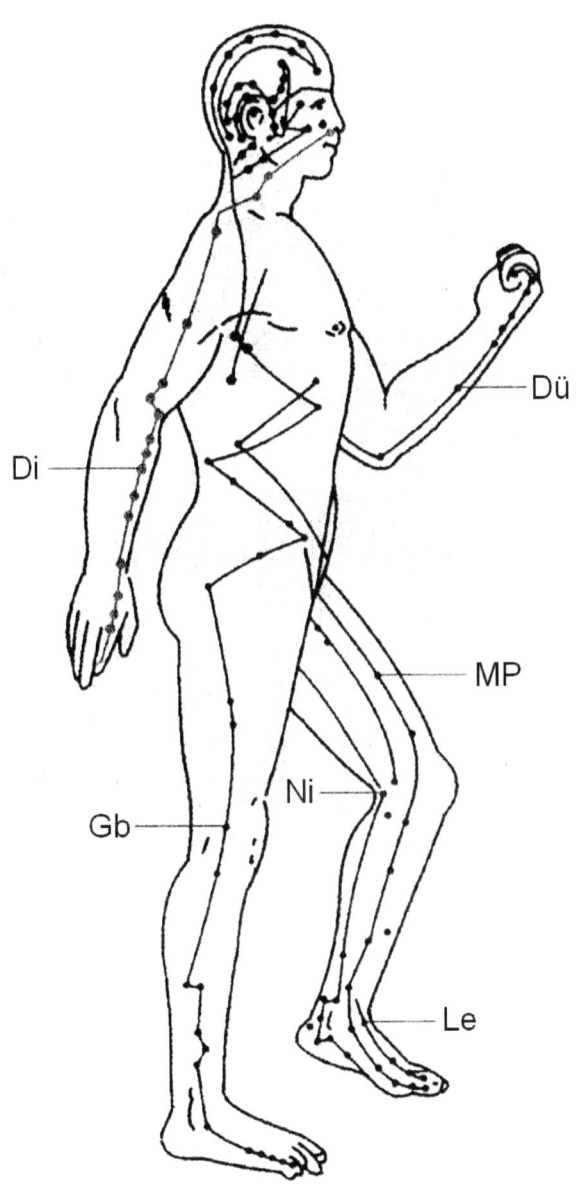

Dü

Di

MP

Ni

Gb

Le

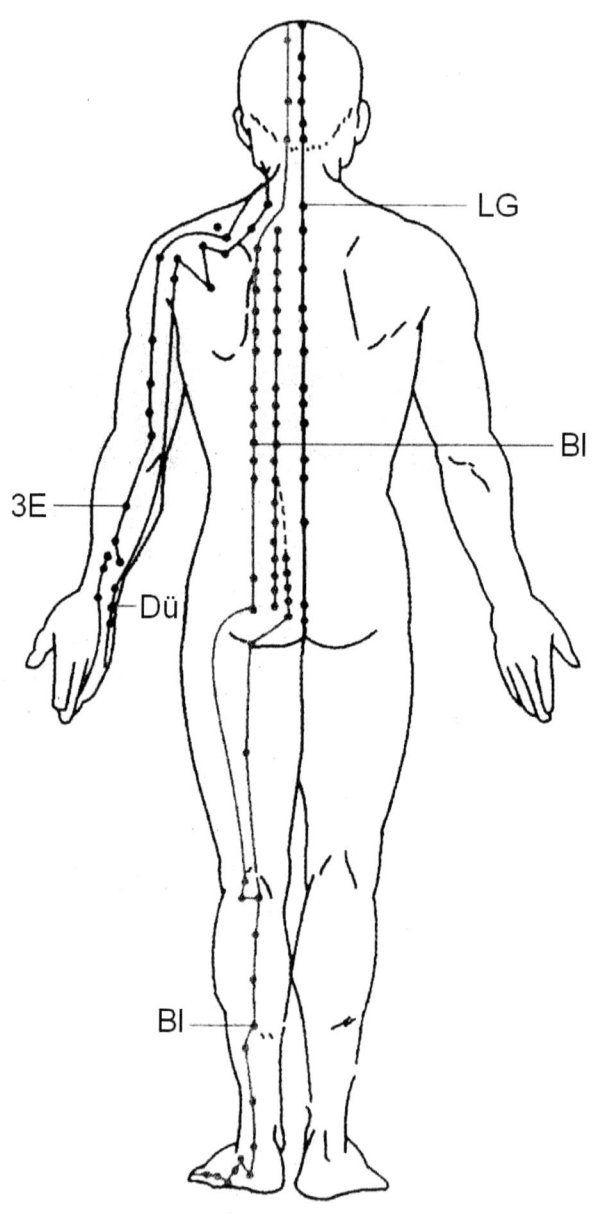

LG

BI

3E

Dü

BI

22

Was bedeutet in der TCM „Krankheit"?

Werden in der westlichen Medizin Symptome verschiedenen Krankheiten zugeordnet und diese Krankheiten mit Namen bezeichnet, wird in der TCM Gesundheit und Krankheit anders betrachtet und beschrieben.

So bedeutet Gesundheit, dass der Körper im energetischen Gleichgewicht ist. Ist das Energiegleichgewicht gestört, entsteht Krankheit.

Der westlichen Medizin ist dieses Denken fremd und schwer verständlich.

Auch wenn die TCM die gleichen anatomischen Begriffe verwendet wie sie im Westen gebräuchlich sind, so bedeuten sie nicht das Selbe. Steht beispielsweise in der westlichen Medizin „Herz", „Lunge" oder „Magen" jeweils für das genau bestimmte Organ mit seinen Funktionen, so werden sie in der TCM für bestimmte Regelkreise gebraucht.

Krankheitsursachen im Sinne der TCM

Um Krankheiten erfolgreich zu behandeln, spielen in der TCM mehr als in der westlichen Medizin die Ursachen eine wichtige Rolle. Dabei wird zwischen inneren und äußeren Ursachen sowie Krankheiten durch Mikroorganismen unterschieden.

Klimatisch (kosmopathogen) bedingte Störungen sind die **äußeren Krankheitsursachen.** Es ist die Beeinflussung durch Energien der verschiedenen Jahreszeiten. Sie dringen in den Körper ein und rufen charakteristische Symptome hervor. Dies geschieht über die äußere Haut und Körperöffnungen in die Meridiane und dann in die entsprechenden Organe.

- **Wind** ist ein Yang-Faktor und beeinflusst das Öffnen und Schließen der Poren. Er ruft anfangs ein Gefühl wie zu Beginn einer Erkältung hervor. Dringt er jedoch über die Meridiane in die Organe ein, so kommt es zu Schmerzen, Lähmungen, Muskelkrämpfen. Windkrankheiten findet man besonders im Frühjahr. Wind beeinflusst das Immunsystem und kann auch zu rheumatischen Erkrankungen führen. Wind verbindet sich mit anderen Faktoren, so dass wir auch Wind-Kälte-Krankheiten, Wind-Hitze-Krankheiten oder Wind-Nässe-Krankheiten haben.

- **Hitze** ist Yang. Typische Hitzeerkrankungen sind Karbunkel, Furunkel und Geschwüre mit starker Rötung und Schwellung, Fieber, Schwitzen. Hitze-Krankheiten finden wir im Sommer durch zu lange Einwirkung von Sonne oder Überhitzung der Räume.

- **Nässe** beeinflusst die Nieren und verursacht Erkältungssymptome mit viel Schleim, später Gelenkschwellungen und Oedeme Meist finden wir Nässe-Krankheiten nach übermäßigem Schwitzen oder Durchnässung oder bei Menschen in feuchten

Wohnungen, bei starkem Regen. Nässe-Krankheiten sind hartnäckig.

- **Trockenheit** ist Yang und deren Symptome sind trockener Husten, trockene Nase, trockener Rachen, kaum zähes Sputum, trockene, raue Haut, Durst, Obstipation.

- **Kälte** ist wohl die wichtigste äußere Krankheitsursache und führt z.B. zu Erkältungen und Atemwegserkrankungen. Typische Kälte-Zeichen sind Zähneklappern, Frieren, Schüttelfrost, kalte Extremitäten, Blässe. Es kommt je nach Stadium zu unterschiedlich schweren Störungen und erfasst den ganzen Körper.

Innere Krankheitsursachen sind psychische (Angst, Wut, Trauer, Sorgen, Mitleid...) und ernährungsbedingte Faktoren (zu saure, zu süße, zu pikante, zu bittere...Nahrung) im Überfluss oder Mangel. Man geht davon aus, dass sie über die Yin – Meridiane oder aber direkt in die Organe eindringen:

Erkrankungen durch Mikroorganismen rufen je nach dem energetischen Zustand des Patienten unterschiedliche Reaktionen hervor. So wird ein Patient mit genügend Energie Eindringlinge (Bakterien, Viren, Parasiten...) abwehren und meist vernichten, während ein geschwächter Patient kaum oder gar nicht reagiert und so ein Eindringen zulässt.

Für die Therapie gilt:
Yang-Krankheiten werden mit **Yin** (Kälte, Ruhe, blutiges Schröpfen), **Yin-Krankheiten** werden mit **Yang** (Wärme, Rotlicht, Massage, Ba Guan, Gua Sha, Bewegung) behandelt.

Unterscheidung zwischen Yin- und Yang-Zuständen in Diagnostik und Therapie

YANG	YIN
Rötung, Blutfülle	Blässe,Mangeldurchblutung
Verlangen nach Kaltem	Verlangen nach Heißem
Hitze,Schwitzen, Fieber	Frieren
Aufregung, Erregung	Schwäche, Depression
Hypertonie	Hypotonie
Allergiker	chronische Krankheiten,
Entzündung	Degeneration
Überfunktion	Unterfunktion
Hyperaktivität	Aktivitätsmangel

Schmerzen

akut, oberflächlich, heftig, stechend, spitz, punktuell, krampfend, klopfend		dumpf, in der Tiefe, chronisch, ausgebreitet, anhaltend	
Wärme	-	+	
Kälte	+	-	
Bewegung	-	+	
Ruhe	+	-	
Druck	-	+	
Entlastung	+	-	

bessert: +, verschlechtert: -

Krankheiten von Yin-Charakter sind chronische, degenerative Erkrankungen. Sie lassen sich in der traditionellen Sicht auf eine Schwäche der „vitalen Energie" zurückführen, sind also durch Kälte, mangelnde Durchblutung, Pulsschwäche und Hypofunktion der Organe gekennzeichnet.

Beispiele zum besseren Verständnis:
Bitte stellen Sie sich vor:
ein Patient mit **athrotischen Beschwerden** (Yin) z.B. im Knie, muss sich nach dem Aufstehen erst „warmlaufen", sitzt gerne im Warmen, mag eine Massage mit und ohne wärmende Fluide (Yang), die Gelenke sind kühl und blass, der Schmerz ist dumpf und sitzt tief.

Ist das Gelenk jedoch **entzündet** (Yang), sei es durch eine Luxation oder durch eine Arthritis..., so ist es rot, geschwollen, heiß und wird nicht belastet, es wird ruhig gehalten; der Schmerz ist spitz und an der Oberfläche, Anfassen verursacht Schmerzen, Kältepackungen oder Kältespray lindern sie (Yin).

Was ist Ba Guan?

Schröpfen ist eine unspezifische Reizbehandlung, die „Giftstoffe" ausleiten und die körpereigene Abwehr stärken soll und zählt zu den physikalischen Therapien. Wurden früher Schröpfköpfe aus Kuhhorn, Bronze oder Silber, Bambus oder Porzellan verwendet, sind es heute spezielle Gummi-, Plastik- oder Glasglocken. Die Luft darin wird durch Erwärmen oder

Absaugen verdünnt, es entsteht ein Unterdruck.
Dadurch saugt sich die Haut tief in das Gefäß hinein,
das Bindegewebe wird so angehoben und die Lymphe
kann besser fließen. Auch die unter dem Bindegewebe
liegende Muskulatur wird entspannt. Die Haut färbt
sich durch die verstärkte Durchblutung der feinen
Blutgefäße rot bis blau-rot. Verkrampfungen werden
so gelöst und und die durch die schlechte Durchblutung angesammelten Schlacken im Gewebe
werden abtransportiert.

Theoretische Grundlagen dieses Verfahrens in der
Vorstellung westlicher Medizin sind wahrscheinlich die
kutivisceralen Reflexe über den **Head'schen Zonen.**
Wir können also über diese Reflexe Einfluss nehmen
über entsprechende Hautareale (Dermatome) auf die
korrespondierenden Organe und Gebiete (Wärme-
zentrum, Atemzentrum, auch auf das Nervensystem
gesamt) und sie können umgestimmt, beruhigt oder
erregt werden.

Wir behandeln dabei Stellen am Körper, die mit ferner
gelegenen inneren Organen oder Körperabschnitten in
einem reflektorischen Zusammenhang stehen.
Deshalb kann man bei organischen Erkrankungen in
den entsprechenden Segmenten Veränderungen an
der Haut oder den Muskeln feststellen.

Der Londoner Neurologe **Dr. Henry Head** (1861 –
1940) untersuchte systematisch die Reflexzonen des
Körpers und fand heraus, dass alle inneren Organe
über Nervenfasern mit Hautbezirken verbunden sind,
die ebenfalls zu den inneren Organen eine Verbindung

haben. Er wies nach, dass Nervenbahnen einer genau begrenzten Hautzone (Dermatom) und eines inneren Organs zum gleichen Rückenmarkabschnitt gehören. Diese Bereiche nennt man nach ihrem Entdecker **Head`sche Zonen.**

Erkrankungen innerer Organe können im entsprechenden Dermatom Veränderungen hervorrufen. Diese können sein: vermehrtes lokales Schwitzen (Hyperhidrosis), Pigmentveränderungen, Überempfindlichkeit (Hypersensibilität) oder verstärkte lokale Schmerzempfindlichkeit (Hyperalgesie), „Gänsehaut", Haarbruch...

Sir James Mackenzie (1853 – 1925), ein schottischer Kardiologe, wies auf den Zusammenhang zwischen inneren Organen und entsprechenden **Myotomem** (Muskelzonen) hin.

Das Ausbreitungsgebiet eines Spinalnervs (entspringt dem Rückenmark) in Körper und Extremitäten entspricht einem Segment, das nach dem entsprechenden Rückenmarksabschnitt bezeichnet wird. **Prof. Dr. Max Kibler** (1900 – 1973) fand dafür die Bezeichnung **„Segmenttherapie".**

Bei einer Unter- oder Überfunktion eines Organs finden wir im zugehörigen Segment Eindellungen, sulzige oder pralle Erhöhungen, die nach Überzeugung von Naturheilkundlern auf eine mangelhafte Versorgung an Blut oder Lymphe hinweisen.

Diese Veränderungen sind oft mit bloßem Auge sicht- und auch tastbar.

Meist finden wir diese Veränderungen am Rücken im Bereich des in der TCM bekannten Blasenmeridians, der paravertebral (neben der Wirbelsäule) verläuft, und zwar im Bereich über den Nervenaustritten.

Wo wird geschröpft?

Bereits im alten China fand man am Blasenmeridian im Bereich der Wirbelsäule die segmental angeordneten **Shu-** oder **Zustimmungspunkte,** die entsprechenden inneren Organen zugeordnet werden.

Schon die „alten Chinesen" kannten die Zusammenhänge bestimmter Punkte mit inneren Organen, die auch in unserer modernen Medizin bekannt sind, die wir nur anders benennen.
Wir verstehen darunter Zusammenhänge und Steuerung durch das vegetative Nervensystem.

In der TCM haben Veränderungen und Schmerzen an den Zustimmungspunkten diagnostische Bedeutung, die auch auf unsere westliche medizinische Anschauung übertragbar sind.

Shu- oder Zustimmungspunkte

Bl 13 =	Shu-Punkt der Lunge
Bl 14=	Shu-Punkt des Kreislaufs, bei Hyper- und Hypotonie (4.BW)
Bl 15 =	Shu-Punkt des Herzens (5.BW), hat eine ausgleichende Wirkung auf den Herzmuskel, bei Angst
Bl 17 =	Shu-Punkt des Zwerchfells + Meister des Blutes (Anämiepunkt) (7.BW), Roemheld, Singultus (Hicks)
Bl 18 =	Shu-Punkt der Leber (9.BW); Erkrankungen der Leber, der Galle, des Magens; bei Augenerkrankungen; psychische Erregungen
Bl 19 =	Shu-Punkt der Gallenblase (10.BW), bei Leber- und Gallenblasenerkrankungen, seitliche Rippenschmerzen
Bl 20 =	Shu-Punkt der Milz + Pankreas (11.BW), Wirkung auf das Lymphsystem, Verdauungsstörungen, schwächliche Konstitution
Bl 21 =	Shu-Punkt des Magens (12.BW), Verdauungsstörungen, Völlegefühl, Blähungen, Übelkeit
Bl 22 =	Shu-Punkt zu 3 – Erwärmer (1.LW), Kreuzschmerzen, Verdauungsstörungen
Bl 23 =	Shu-Punkt der Niere (2.LW), Kreuzschmerzen, Erkrankungen von Niere und Blase, Regelschmerzen
Bl 25 =	Shu-Punkt des Dickdarms (4.LW), Dickdarmerkrankungen, Obstipation, Schmerzen im Kreuzbereich, Lumbago, Lähmungen und Sensibilitätsstörungen in den Beinen
Bl 27 =	Shu-Punkt des Dünndarms (seitlich vom 1. Foramen sacrale = Sakralloch), Lumbago, Diarrhoe
Bl 28 =	Shu-Punkt der Blase (seitlich vom 2. Foramen sacrale), Blasenentzündung, Lumbago, Ischias,

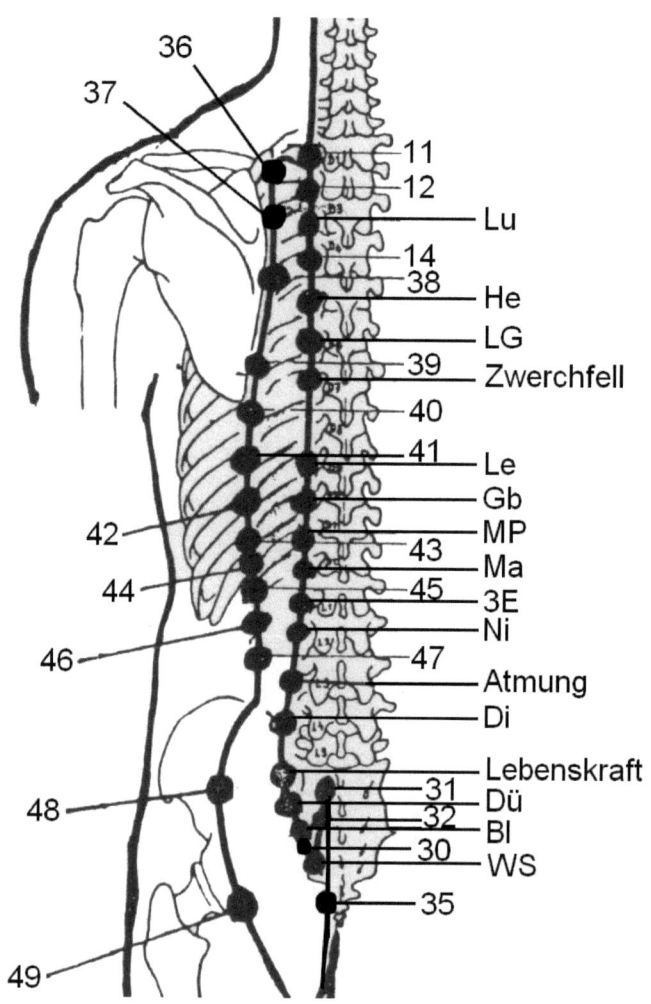

36
37
11
12
Lu
14
38
He
LG
39
Zwerchfell
40
41
Le
Gb
MP
42
43
Ma
44
45
3E
Ni
46
47
Atmung
Di
Lebenskraft
31
Dü
48
32
Bl
30
WS
35
49

Beim Abtasten findet man harte, zähsulzige Stellen, die druckschmerzhaft sind, aber auch prallelastische und berührungsempfindliche Bereiche.

Wichtig sind auch die sogenannten **Ashi-Punkte** oder scherzhaft auch „Aua-Punkte" genannt. Das sind schmerzhafte Stellen im betroffenen Bereich und haben meist lokale Bedeutung.

Ebenfalls eingesetzt werden Punkte, die **außerhalb der Meridiane (PaM)** liegen. Sie haben meist lokale Wirkung.

„Schutzbuckel" nach Dr. F.X.Mayr

Der österreichische Forscher und Arzt **Dr. F.X.Mayr** (1875 – 1965) fand heraus, dass im Thoraxbereich (Thorax = Brustkorb) in entsprechenden Segmenten **„Schutzbuckel"** entstehen können als Folge von Irritationszuständen in den Organen. Diese „Schutzbuckel" lassen sich als regionale Ausbuchtung sehen und tasten.

Ich mache aber darauf aufmerksam, dass das Vorhandensein dieser „Buckel" Hinweise sind und keine klare Diagnose!!!

Mit Ba Guan können Sie – ähnlich wie bei den Reflexzonen – Einfluss darauf nehmen.

1. Der Herzbuckel

ist im Liegen zu tasten, oberhalb des Herzens zwischen linker Brustwarze und Schlüsselbein. Er ist druckschmerzhaft und deutet auf ein belastetes, übermüdetes oder erkranktes Herz hin. Nicht selten findet sich auch ein „Schutzbuckel" oberhalb der linken Schulter.

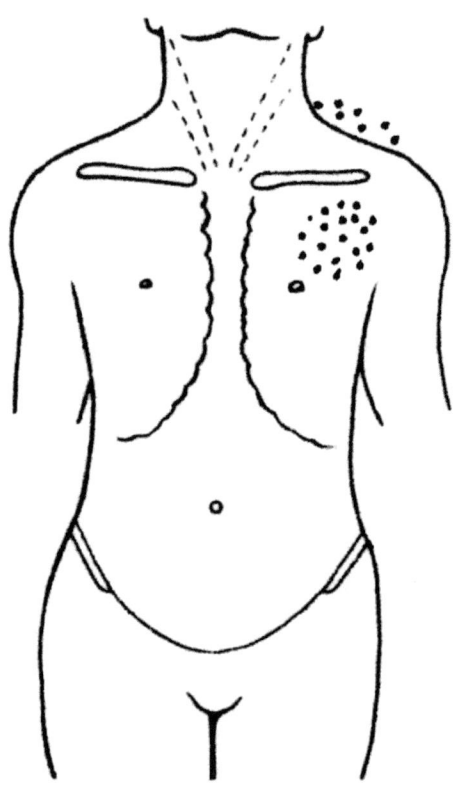

2. Den Magenbuckel

finden wir links neben dem Brustbein. Auch er ist druckschmerzhaft und wird oft begleitet vom Stirnkopfschmerz.

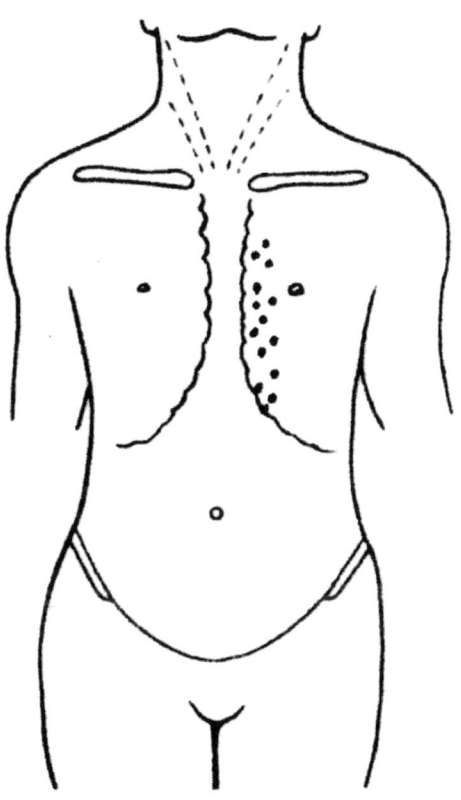

3. Der Duodenum- (Zwölffingerdarm-)buckel
liegt rechts neben dem Brustbein.

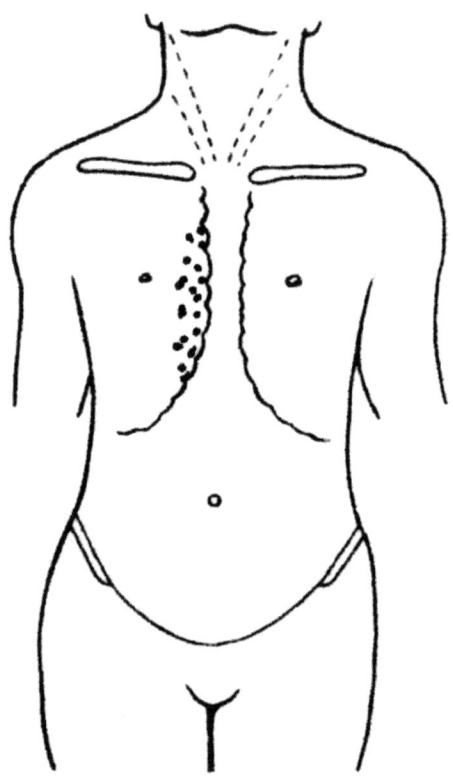

4. Die Colonbuckel

sind auf folgender Zeichnung zu sehen. Oft finden wir auch einen bräunlichen bis braunen Hof um die Lippen und/oder Längsrillen an den Fingernägeln, meist an den Daumen. Sie sind meist ein Hinweis auf Störungen im Bereich des Dickdarms, wie beispielsweise ein träge arbeitender Darm.

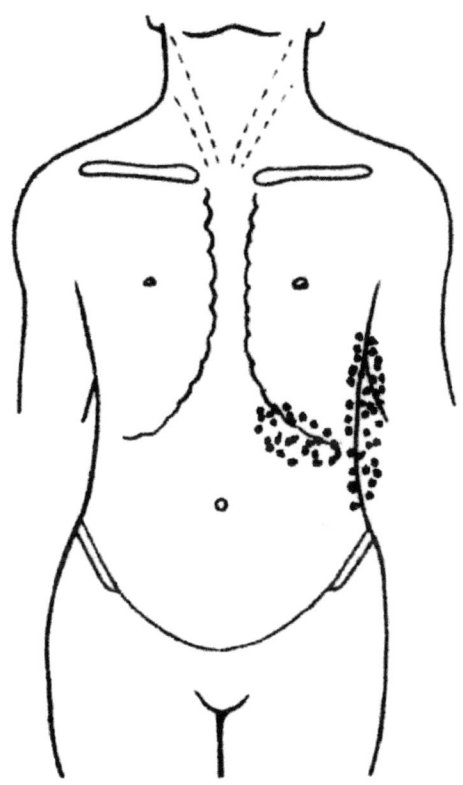

5. Der Leberbuckel

befindet sich auf der rechten Brustseite und kann sie bis zu 15 cm breiter machen. Er deutet auf eine gestörte Leberfunktion hin. Auch auf der rechten Seite des Rückens finden wir ihn.

Diese Buckel treten alleine oder auch gemeinsam auf.

Ein weiterer Hinweis auf eine Störung der Leberfunktion ist der sogenannte „Leberfinger": ein deutlich „verbogene" Zeigefinger.

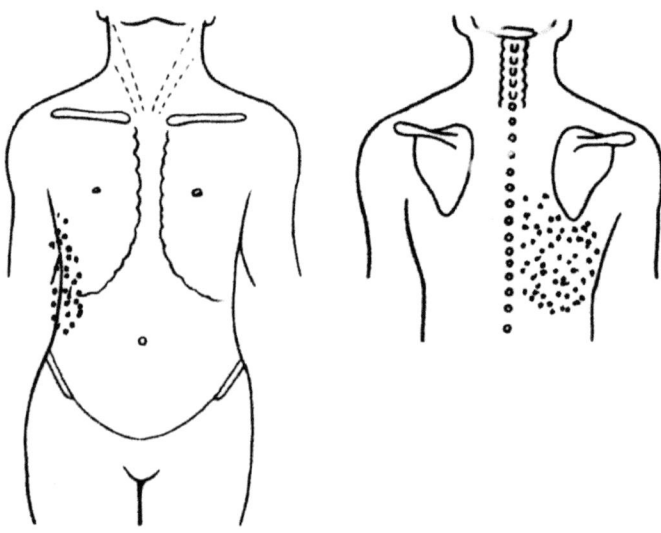

6. Den Gallenblasenbuckel

finden wir in der Mitte des rechten Rippen-
bogens und häufig auch noch im Bereich des
rechten Schulterblattes. Hier kann man häufig
eine deutliche Schwellung, eine Gallengelose
fühlen.

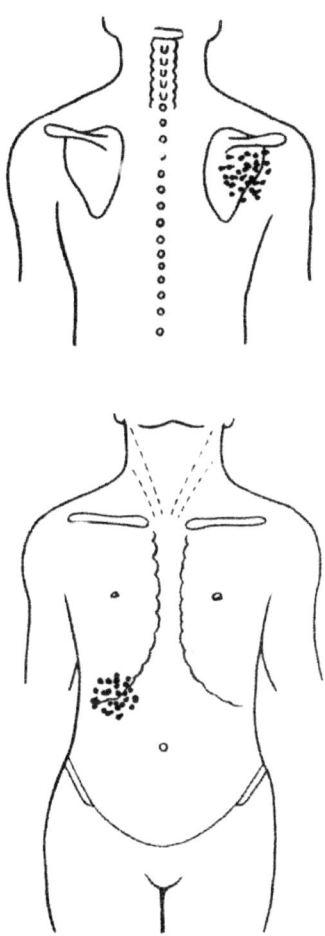

Welche Wirkung hat Ba Guan?

Es wurde nachgewiesen, dass über die Körperoberfläche bestimmte Organe im Körperinneren direkt beeinflusst und ihre Funktionen harmonisiert werden
können.

Man fand aber auch heraus, dass innere Störungen an
der Körperoberfläche Veränderungen (Verspannungen, Hautrötung, Schmerzen...) hervorrufen.

Ba Guan

- erwärmt und stimuliert mechanisch die Haut

- wirkt vorbeugend

- entfernt krankmachende Faktoren und ergänzt
  die Arbeit des „antipathogenen" Qi auf einfache
  Weise, z.B.: durch Schröpfen der Ashi-Punkte
  (schmerzende Punkte) können Störungen, die
  durch Wind, Kälte oder Feuchtigkeit hervorgerufen werden, gelindert werden

- reguliert das Gleichgewicht zwischen Yin und
  Yang durch eine Kombination von Akupunkturpunkten, z.B. durch das Schröpfen der Punktes
  „Guanyuan=Schranke der Lebenskraft" (KG 4)
  wird „das Yang erwärmt" und die „Kälte
  vertrieben" und durch das Schröpfen des Punktes Dazhui=Großer Wirbel" (LG 14) kann die
  „Yang-Hitze gekühlt werden" wie beispielsweise
  beim Fieber.

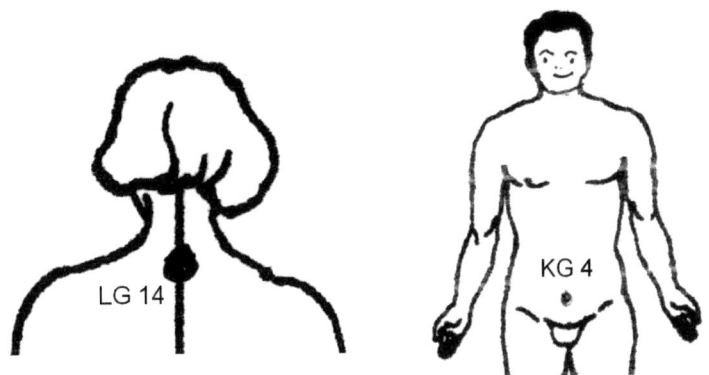

- funktionelle Störungen des Meridian-Qi und des Blutes können verschiedene Erkrankungen hervorrufen. Durch das Schröpfen werden Blockaden in den Meridianen gelöst und das Qi kann wieder zirkulieren. Die übliche Methode wäre die Massage eines oder mehrerer Meridiane mit dem Schröpfkopf oder aber das Ansetzen mehrerer Schröpfköpfe entlang eines Meridians

- reguliert die Mikrozirkulation im Körpers, kurbelt kräftig den Wechsel zwischen Blut und Gewebe an, regelt das Zusammenziehen und Wiederentspannen der Kapillaren und steigert die lokale Durchblutung

- kann Gelenke „schmieren" und so etwas gegen Gelenkschmerzen tun und ist hilfreich bei Kopfschmerzen, Schwindel, Schmerzen im Rücken und den Gliedmaßen

- wird in der TCM auch bei Abszessen, Furunkeln und Geschwüren angewendet. Ich bin der Meinung, dass diese Behandlung in der Regel nur von Fachleuten durchgeführt werden sollte, da die Gefahr einer Blutvergiftung bei unsachgemäßer Behandlung droht

- unterstützt die Entgiftung des Körpers über Blut, Lymphe, Blase, Nieren, Haut und Darm. Deshalb ist es wichtig genügend zu trinken. Dieter Dorn, Begründer der Dorn-Methode, weist darauf hin, dass zu wenig Flüssigkeit zu Unbeweglichkeit, Hautproblemen und Starrheit führt. Harte Nacken- und Gesäßmuskulatur deuten auf einen Flüssigkeitsmangel hin

- wirkt reflektorisch auf das Nervensystem und dadurch auf innere Organe

- verbessert die Durchblutung in den kleinen Gefäßen, löst den Blutstau, verbessert die Werte von Erythrozyten (rote Blutkörperchen), Leukozyten (weiße Blutkörperchen), Hb (Menge des roten Blutfarbstoffs im Blut)

- öffnet die Poren der Haut; es kommt über die Schweißbildung zur inneren Entgiftung

- regt das Immunsystem an

- es kommt durch die lokale Erwärmung der Haut zur lokalen Gefäßerweiterung und Durchblutungsverbesserung, Stoffwechsel und Lymphfluss wird angeregt

Achtung:
Ba Guan ist eine unspezifische Behandlungsform und hat eine vorbeugende Wirkung.
Bei schweren Krankheiten wirkt es unterstützend und wird nur begleitend zur symptomatischen Therapie eingesetzt.
Ba Guan wird bei lokalen Stauungen oder Schwellungen, aber auch bei inneren Erkrankungen angewendet. Man versucht hier regulierend durch Schröpfen einzugreifen: **blutig** – um das gestaute Gebiet zu entlasten (Yin-Therapie), **trocken** – um die Durchblutung anzuregen (Yang-Therapie).

Wo hilft Ba Guan?

Ba Guan hat eine breite Wirkung und wird bei vielen Indikationen eingesetzt. Wurde Ba Guan früher nur bei Entzündungen und Geschwüren eingesetzt, wird es nun in China bei mehr als 100 krankhaften Zuständen in der Inneren Medizin, der Chirurgie, der Gynäkologie, der Kinderheilkunde, der Dermatologie und der Ohren- und Augenheilkunde angewendet.

Dank der nachgewiesenen Wirkung kommt es zu einer Schmerzlinderung beispielsweise bei Rheuma-, Kreuz-, Kopf- und Bauchschmerzen, Kniearthrosen sowie bei Gallenkoliken. In manchen Fällen kann Ba Guan nach nur einer Behandlung Erfolg haben.
Weiterhin ist Ba Guan hilfreich bei Erkältungskrankheiten mit und ohne Husten, Rippen- und Muskel-

schmerzen, Gelenkbeschwerden, Menstruationsbe-
schwerden, Zahnschmerzen, Nesselsucht, Herpes
zoster (Gürtelrose) und in frühen Stadien von
Geschwüren.

Sehr erfolgreich ist die regelmäßige Anwendung bei
Zellulite.

Wann darf Ba Guan nicht angewendet werden? (Kontraindikationen)

Bei Erkrankungen, Störungen oder Schmerzen, die
Sie nicht einordnen können, sollten Sie vor der Be-
handlung mit Ba Guan eine Diagnose durch einen
Fachmann einholen!

Bei täglicher Behandlung wird die zu schröpfende
Stelle gewechselt und erst nach Verschwinden der
Rötung wieder verwendet.

Verboten ist die Behandlung mit Ba Guan
  - bei spontaner Blutungsneigung oder Erkrankun-
    gen des Blutsystems wie Leukämie, Hämophi-
    lie, Purpura oder wenn gerinnungshemmende
    Medikamente genommen werden; bei starker
    Blutung

- bei starken allergischen Reaktionen der Haut oder bei infektiösen Hauterkrankungen wie z.B. Krätze, sowie lokal bei starkem Elastizitätsverlust der Haut, bei Ödemen, bei Hautverletzungen

- bei Hautkrebs mit lokalen Schädigungen

- bei Knochenbrüchen; über großen und sichtbaren Gefäßen unter der Haut und Krampfadern

- in der Bauch- Brust- sowie Lumbal-(Kreuz-)region bei Schwangeren. In anderen Bereichen ist Ba Guan durchaus zu empfehlen

- während der Menstruation (im Lumbalbereich)

- bei hohem Fieber, Ohnmacht

- während einer aktiven Phase bei Tuberkulose

- über dem Herzen, bei schweren Herzerkrankungen oder Herzbeschwerden, bei starken Problemen mit der Atmung, bei schweren Nieren- und Lebererkrankungen

- über den Sinnesorganen (Augen, Ohren, Nase)

- bei starker Nervosität, bei Krämpfen und Spasmen, Manien und fehlender Bereitschaft zur Kooperation
- direkt über der Wirbelsäule, da es durch den

starken Reiz sehr schmerzhaft sein kann.
Ausnahme: am 7.Halswirbel und 4. Lendenwirbel

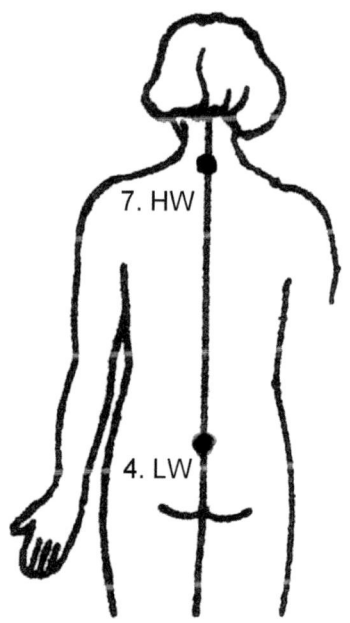

7. HW

4. LW

– bei zu starkem Schwitzen

– nach starkem Alkohol- und Drogengenuss, bei
Alkoholismus, nach schwerem Essen, bei starkem Durst

Bei kleinen Kindern und bei „älteren" (schwachen)
Menschen sollte nur in Ausnahmefällen geschröpft
werden.

Das trockene Schröpfen

Es hat eine sehr milde ableitende Wirkung und soll Blut- und Lymphfluss anregen. Es wird bei chronischen und schwächenden Zuständen sowie allen spastischen (krampfenden) Erkrankungen von Hohlorganen (z.B. Blase, Magen, Gallenblase...) und Muskeln, Kopf- und Rückenschmerzen ebenso wie bei Durchblutungsstörungen angewandt.

In Glasglocken ohne (durch Hitze) oder mit Gummiball oder Glasbehälter mit einer Pumpe wird die Luft verdünnt und dadurch ein Unterdruck erzeugt. Sie werden dann auf entsprechende Hautstellen aufgesetzt. Durch den Unterdruck saugen sie sich fest, die feinen Blutgefäße weiten sich und werden stärker durchblutet.

Ich habe in China gesehen, dass schon mal aus Mangel an speziellen Gläsern Marmeladengläser verwendet wurden, aber dass würde ich, obwohl es funktioniert, nicht unbedingt empfehlen.

Ich verwende am liebsten – da sie sehr einfach zu handhaben sind – Gläser mit einem Gummiball. Durch ein- oder mehrmaliges Zusammenpressen der Balls wird ein mehr oder minder starkes Vakuum erzeugt

Es gibt auch, überhaupt, wenn nur punktuell, also über Akupunkturpunkten gearbeitet wird, Vakuumspritzen mit einem kleinen Kunststoffaufsatz.

Beim „**Feuerschröpfen**" wird in einfachen Schröpf-gläsern ein Vakuum hergestellt. Dies geschieht so:

- man nimmt mit einer Pinzette ein Stück in Alkohol getränkte Watte oder
- wickelt Watte auf einen Watteträger, taucht sie in Spiritus ein,

zündet sie an, fährt damit in der Nähe des zu schröpfenden Ortes kurz in das Glas und setzt es sofort auf die entsprechende Stelle.

Vorsicht: Achten Sie darauf, dass Sie dabei den zu Behandelnden nicht verbrennen, weder mit zu heißem Glas noch durch glimmende Watteflocken!

Vorteil: Sie kombinieren dabei Wärme mit dem Vakuum.

Eine weitere Möglichkeit des „**Feuerschröpfens**" ist die Kombination mit der **Moxibustion** (s.d.). Darunter verstehen wir die Anwärmung von Akupunkturpunkten durch das Abbrennen von getrockneten Blättern der Artemisia vulgaris (Beifuß) vor dem Aufsetzen des Schröpfkopfs.

Wenn die Schröpfköpfe schlecht haften, feuchten Sie die Haut an oder reiben sie mit Öl oder Vaseline ein. Um die Glasglocken zu lösen, pressen Sie mit dem Zeigefinger auf den Rand, Luft dringt ein und sie fallen von selbst ab.

Ich verwende auch vor dem trockenen Schröpfen gerne ein Gleitmittel wie z.B. ein einfaches Babyöl, Olivenöl oder auch schon mal Aromaöle, je nach Indikation.

Schröpfköpfe werden nur auf Stellen aufgesetzt, die eben sind und nicht, wo Knochen direkt unter der Haut liegen, wie es z.B. bei der Wirbelsäule, über Gelenken oder der Hand der Fall ist. Sie haften nicht, da kein Vakuum zu erzielen ist.

Stark behaarte Stellen werden am besten vorher rasiert.

Versuchen Sie auch einmal das Schröpfen über den Fuß-Reflexzonen. Oft gibt es verblüffende Erfolge.

Das blutige Schröpfen

Ich möchte hier einen Lehrsatz von Paracelsus voranstellen, der, zwar nicht in dieser drastischen Weise, immer noch Gültigkeit hat:

Paracelsus (1493-1541): „Wo die Natur einen Schmerz erzeugt, dort will sie schädliche Stoffe anhäufen und ausleeren. Wo sie dieses selbst nicht fertig bringt, dort mache ich ein Loch in die Haut und lasse die schädlichen Stoffe heraus."

Blutiges Schröpfen ist eine Yin-Therapie und wird nur bei Yang-, also Fülle-Krankheiten eingesetzt!

Diese Methode ist Ärzten oder Heilpraktikern vorbehalten. Sie wird in der Praxis erfolgreich und effektiv bei verschiedenen Indikationen angewendet. So ist sie nicht nur eine wirkungsvolle Ableitung bei entzündlichen Prozessen wie chronische Mandelentzündung,

Nervenentzündung, entzündliche Erkrankungen der Atemwege , sondern wirkt auch regulierend bei hohem Blutdruck und entlastend in gestauten und geschwollenen Bereichen, stoppt Schmerzen und senkt das Fieber.

Blutiges Schröpfen hat eine ähnliche Wirkung wie ein Aderlass oder das Ansetzen von Blutegeln.

Man beginnt mit trockenem Schröpfen und wartet, bis die Haut nach ungefähr 10 Minuten rot-violett wird und nimmt die Gläser ab. Dann wird die Haut mit 75% Alkohol desinfiziert, mit speziellen Schneppern oder Einmallanzetten werden kleine Hautschnitte gemacht oder eingeritzt und darauf einen Schröpfkopf gesetzt. Nach etwa 10 – 30 Minuten wird er entfernt. Meist entleert sich etwa 15 bis 100 ml Blut. Die Haut wird danach gereinigt und die Wunde steril versorgt.

Die Schröpfkopfmassage

Die Schröpfkopfmassage wird hauptsächlich am Rücken entlang der Wirbelsäule (Blasenmeridian), aber auch entlang der Meridiane oder über anderen Muskelgeweben durchgeführt.

Diese Behandlung ist sehr wirkungsvoll bei Verspannungen, Muskelverhärtungen, Neuralgien, bei rheumatischen Erkrankungen, aber auch bei Erkältungen, Erschöpfung und Müdigkeit ist sie sehr erfolgreich. Weiterhin ist diese Massageform auch ein wirksames Hautreinigungsmittel.

Das gesamte Haut- und Unterhautzellgewebe sowie das Fettgewebe werden durch die Behandlung erfasst.

Massieren Sie längs der Wirbelsäule den Blasenmeridian mit den Zustimmungspunkten, so könnten Sie anhand der ermittelten schmerzhaften Punkte einen Zusammenhang mit dem erkrankten Organ erkennen.

Setzen Sie den Schröpfkopf mit Gummiball oder Pumpe auf die gut eingeölte Haut auf, erzeugen ein Vakuum und bewegen ihn drehend und schiebend auf der betreffenden Körperstelle hin und her, im Rücken und neben der Wirbelsäule auf und ab in einer großen Acht oder entlang der entsprechenden Meridiane. Die Haut wird rot und gut durchblutet, es können sich auch Hämatome entwickeln.

Diese Massage ist für den Behandelten sehr anstrengend, deshalb sollten Sie nur höchstens 10 Minuten pro Areal, besser etwas kürzer massieren.

Nur ausnahmsweise wird am Bauch und im Brustbereich massiert, da es sehr schmerzhaft sein kann.

In der TCM kennt man drei Methoden dieser Massage:

1. geringes Vakuum (die Haut wird etwa 3-4 mm in das Glas gezogen) aber lange und schnelle Bewegungen bis zur Hautrötung, 3-5 Minuten einmal täglich – etwa 10 Tage lang

2. intensives Vakuum (die Haut wird etwa 6-8 mm in das Glas gezogen) und schnelle Bewegung bei lokaler Behandlung bis zur Hautrötung, 3-5 Minuten, einmal täglich – etwa 10 Tage lang

3. intensives Vakuum mit langsamer Bewegung bis zur Hautrötung, 3-5 Minuten lang, einmal täglich – etwa 10 Tage lang. Diese Behandlung ist sehr intensiv und kann bei Erkältungen, Fieber und – nach Vorstellung der TCM – zur Entgiftung der Yin- und Yang-Organe (siehe dort) sehr hilfreich sein.

Um die nach Vorstellung der TCM, aber auch der westlichen Volksheilkunde nach der Massage gelösten Verschlackungen im Gewebe abzubauen und auszuscheiden, sollte reichlich, am besten Nierentee, getrunken werden.

Schröpfen nach Gua Sha

Diese Form der Massage beruht auf dem Prinzip, dass das Körperinnere mit dem Körperäußeren (Yin und Yang) verbunden ist. Krank machende Faktoren sollen so abgeleitet werden.

Dabei wird die angefeuchtete oder eingeölte Haut mit speziellen Schabern oder einem Kuhhorn gereizt. Sie können aber auch einen chinesischen Suppenlöffel aus Porzellan, wie in Korea eine Münze oder den Deckel eines Marmeladenglases o.ä. verwenden.

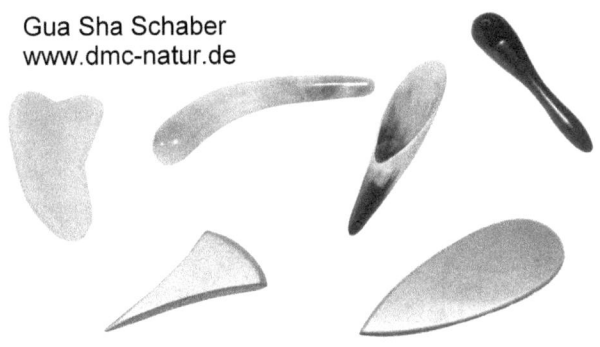

Gua Sha Schaber
www.dmc-natur.de

Man schabt mehrfach paravertebral entlang des Blasenmeridians vom Kopf zum Steiß, entlang der Meridiane, der Head'schen Zonen oder in den betroffenen Bereichen (Muskeln) über die Haut bis zur Erwärmung oder noch besser, bis die Haut kleine oder größere fleckenförmige Rötungen zeigt. Dann stoppt man die Manipulation. Es können Hämatome auftreten, die nach einigen Tagen verschwinden (erwünscht, da Ausleitung von „Giftstoffen" oder „krankmachenden Faktoren"!).

Die Durchblutung wird gefördert, der Stoffwechsel angeregt, die Verspannungen gelöst und über die geöffneten Hautporen wird durch das Schwitzen das Bindegewebe entgiftet.

Es wird bei fieberhaften Erkrankungen, bei Schmerzen und Verspannungen am Bewegungsapparat eingesetzt, erreicht aber über die entsprechenden Reflexzonen auch die inneren Organe.

Die **Kombination mit anschließendem Schröpfen** ist sehr effektiv. Besonders über Gelenken oder knochigen Bereichen, die nicht mit dem Schröpfglas massiert werden können, wird erst geschabt und danach setzen Sie die Schröpfgläser auf entsprechende Stellen.

Schröpfen nach Moxibustion

Diese Therapie stammt aus dem kälteren Norden Chinas. Es ist eine Methode der Tonisierung und findet bei Yin-Erkrankungen häufig Anwendung. Zur Behandlung von energetischen Leere- und Kältezuständen werden Akupunkturpunkte **vor** dem Aufsetzen der Schröpfköpfe erwärmt.

Es gibt verschiedene Techniken der Moxibustion. Am zweckmäßigsten ist die Anwendung der **„Moxazigarre"** aus dem Kraut der Artemisia vulgaris (Beifuß). Sie wird angezündet und zum Glühen gebracht und gibt glimmend eine gleichmäßige, milde und tiefwirkende Wärme ab. Damit nähert man sich bis auf einen halben Zentimeter dem Punkt, zieht zurück und nähert sich wieder, wie ein pickender Vogel, bis sich der Punkt rötet und warm wird.

Das Yang wird dadurch gestärkt und vertreibt äußere Krankheitsfaktoren, die über die Körperoberfläche eindringen können.

Japanische Untersuchungen weisen eine immunstimulierende Wirkung nach.

Moxazigarre

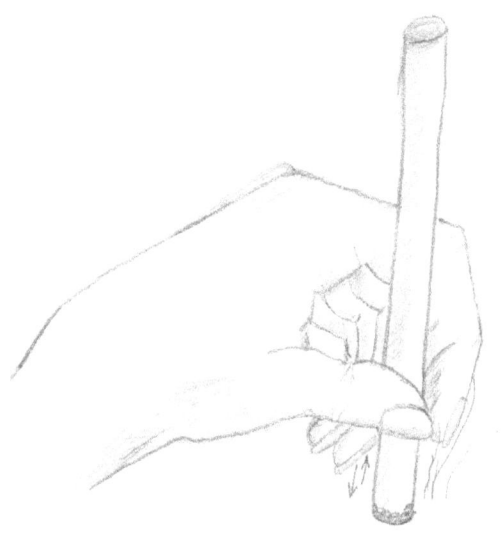

Schröpfen mit Akupunktur

Diese den Fachleuten vorbehaltene Kombination ist sehr wirkungsvoll. Dabei werden Schröpfgläser über die Akupunkturnadeln gesetzt. Aber Achtung: Die Gefahr, dass längere Nadeln durch die Schröpfgläser zu sehr in die Tiefe geschoben werden, ist groß!

Reaktionen auf Ba Guan

Normale Reaktionen:Während der Behandlung wird durch den erzeugten Unterdruck Gewebe in das Schröpfglas gesaugt. Dabei empfindet man meist ein Ziehen und Aufblähen, oft gefolgt von einem leichten Wärmegefühl an der geschröpften Stelle und häufig einer Linderung oder einem kompletten Verschwinden der Symptome.

Die geschröpfte Haut wird rot bis blaurot. Diese Farbveränderungen können bis zu einigen Tagen anhalten und sind ein Zeichen für eine gute Reaktion auf die Behandlung. Bleibt die Rötung bei einer Reaktionsschwäche aus, wird Kalmustee empfohlen.

Anormale Reaktionen:
Sie zeigen sich mit unangenehmen Spannungsgefühlen und/oder Brennen und starken Schmerzen. Nach einigen Minuten können Bläschen, aber auch eine Anzahl anderer Symptome wie Kälte- oder Taubheitsgefühl, stechendes oder prickelndes Empfinden oder Schmerzen entstehen.

Diese anormalen Reaktionen können folgende Ursachen haben:

- zu starke Saugwirkung des Schröpfglases
- zu starke Stimulierung durch zu lange Behandlung
- Schwellung und zu starke Verfärbung der Haut durch zu intensives Schröpfen
- geschädigte Haut
- der Rand des Schröpfglases ist zu schmal oder nicht entgratet
- die Haut wurde nicht genügend vorbereitet für die Behandlung (mit Öl oder Wasser)
- die Kontraindikationen wurden nicht beachtet.

Was tun bei Problemen?

- Vor dem Schröpfen versichern Sie sich über den Zustand der Schöpfgläser!

- Während der Behandlung versichern Sie sich, ob unangenehmes Brennen oder Schmerzen auftreten.
  Vergewissern Sie sich, dass die Gläser richtig sitzen und dass das Vakuum nicht zu stark ist. Korrigieren Sie den Sitz der Gläser.

- Achten Sie auf eine angenehme Raumtemperatur. Frieren ist kontraproduktiv.

- Tritt ein Schwächegefühl auf, stoppen Sie sofort die Behandlung! Keine Panik!

- Geben Sie warmes Zuckerwasser und halten den Patienten warm.

- Legen Sie ihn hin.

- Falls sich die Symptome verschlimmern, der Blutdruck schwach oder zu hoch wird, geben Sie ein Kissen unter die Füße.

- Pressen Sie mit dem Fingernagel folgende Akupunkturpunkte: LG 26 oder kneten und pressen folgende Punkte: Di 4, KS 6, Ma 36.

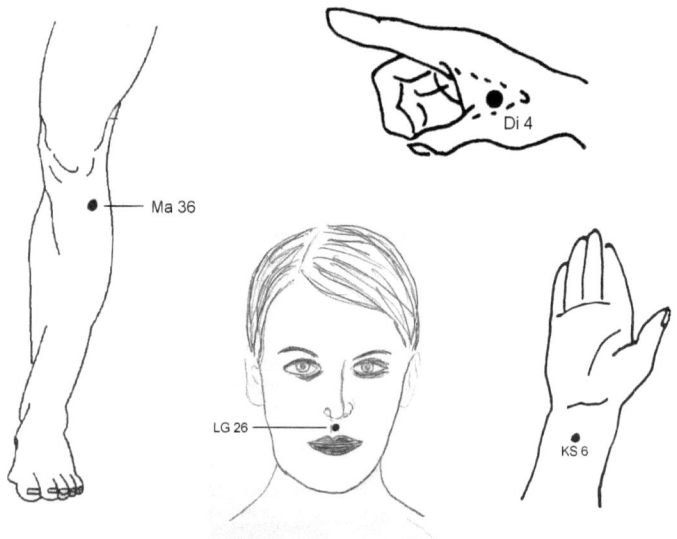

- Alternativ helfen auch Bach-Notfalltropfen oder ein Tropfen Japanisches Heilpflanzenöl unter der Nase.

Was benötigen wir für Ba Guan?

Im Fachhandel erhalten Sie verschiedene Arten von Schröpfgläsern:

- dickwandige Schröpfgläser aus chinesischem Glas zum traditionellen „Feuerschröpfen" von 3,5 – 6,5 cm Durchmesser

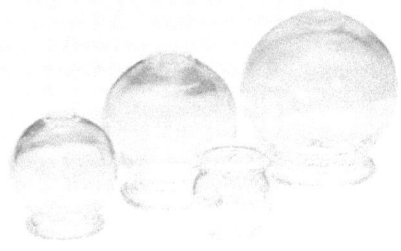

- mundgeblasene dünnwandige Schröpfgläser aus deutschem Glas zum „Feuerschröpfen" von 2,5 – 6,5 cm Durchmesser

- Schröpfgläser mit Gummiball, um einfach ein Vakuum im Glas herzustellen, von 2,5 – 6,5 cm Durchmesser

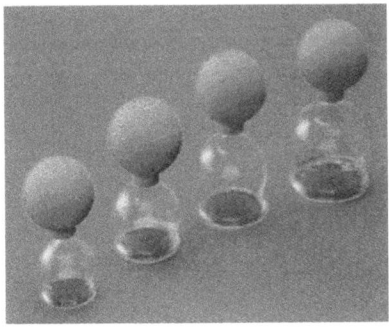

- Spezielle Massagegläser mit etwas breiteren Rand

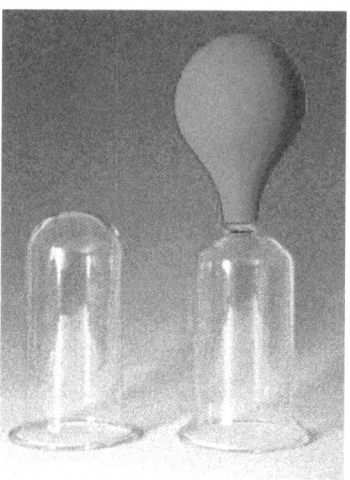

- Chinesische Schröpfgläser aus Kunststoff mit einer Handpumpe, um damit Luft aus den Gläsern zu ziehen und dadurch ein Vakuum herzustellen, 2,5 – 5,5 cm Durchmesser. Kunststoffgläser zerkratzen leicht und können dann nicht mehr sterilisiert werden. Deshalb bevorzuge ich Schröpfgläser aus Glas.

Fotos wurden zur Verfügung gestellt von www.dmc-natur.de

Beim Trocken-Schröpfen wie auch bei der Massage können Sie einfaches Babyöl, Sesamöl, Arganöl oder auch Olivenöl verwenden. Ich verwende auch gerne Öle mit Aromen, z.B. Limone, Sandelholz, Rosmarin, Eukalyptus oder andere indizierte Aromen.

Während der Massage wird über Sinnes-Rezeptoren der Geruch wahrgenommen und an das Limbische System, einem Teil im Gehirn, weitergeleitet. Es ist Teil eines Systems, in denen emotionale, triebhafte und intellektuelle Leistungen erzeugt werden.
Von hier aus werden sexuelle und vegetative Funktionen reflektorisch beeinflusst, aber auch Gedächtnisinhalte werden hier gespeichert.

Eine Wirkung direkt auf innere Organe geschieht auch durch die Inhalation (z.B. Lavendelöl = beruhigend, Thymian = aktivierend...) eines Aromaöls.

Bei äußerlicher Anwendung von Aromaölen werden diese mit Sesam-, Mandel-, Oliven- oder sonstigen Ölen verdünnt und nur mit wenigen Ausnahmen wie beispielweise das Lavendelöl oder Zitronenöl pur angewendet.

Wirkung verschiedener Aromen:
- **Lavendel:** hat eine beruhigende, antidepressive Wirkung. Wird häufig bei Entspannungsmassagen eingesetzt.
  Pur angewendet hat es eine antibiotische und antiseptische Wirkung, hilft bei Brandwunden und Kopfschmerzen (auf Stirn und Schläfen auftragen).

- **Rosmarin:** stimuliert Körper und Geist; hilft bei Muskelschmerzen, Kopfschmerzen, Erschöpfung.

- **Pfefferminze:** die kühlende Wirkung ist besonders im Sommer angesagt, kann aber auch bei Erkältungskrankheiten mit und ohne Husten durch seine antiseptische, krampflösende und entzündungshemmende Wirkung hilfreich sein.

- **Zitrone/Lemone:** stimuliert das Immunsystem, hat antiseptische und antibakterielle Wirkung.

- **Eukalyptus:** kühlt den Körper im Sommer und wärmt ihn im Winter. Hilft durch die antiseptische, antibakterielle und entzündungshemmende Wirkung auch bei Erkältungskrankheiten.

- **Ylang Ylang:** wirkt aphrodisierend und tonisierend.

- **Majoran:** bei Schmerzen von Muskeln und Gelenken, bei Sinusitis,

So mixen Sie Ihr Massageöl selbst:
Mischen Sie 1 Tasse Sonnenblumen-, Raps-, Jojoba-, Kokosnuss-, Mandel-, Traubenkern- oder Arganöl mit 6 – 8 Tropfen echtem, nicht synthetischem Aromaöl. So kombinieren Sie die Heilkraft der Aromen mit der Wirkung von Ba Guan.

Es eignen sich auch spezielle Schröpföle wie z.B. Sports Orange Body Oil (dmc-natur.de), Schröpfsalben oder chinesische Kräutersalben wie z.B. Tigerbalm o.ä., die aber wegen ihrer intensiven Wirkung besser mit etwas Öl verdünnt werden.

Bei Erwachsenen belebt der berühmte Franzbranntwein. Durch die leicht fiebersenkende Wirkung ist er bei Erkältungskrankheiten sowie bei rheumatischen Beschwerden gut geeignet,

Behandlungsvorschläge bei häufigen Krankheiten und Beschwerden

Schröpfen ist eine alte Heilmethode, die wie viele andere Methoden der Volksmedizin aufgrund von Unkenntnis oder teilweise falscher Anwendung in Misskredit geraten ist. Aber richtig angewendet, bieten sich viele Möglichkeiten der Behandlung bei unterschiedlichen Krankheiten.

Beschwerden im Bewegungsapparat

Bei vielen schmerzhaften Beschwerden im Bewegungsapparat kann Ba Guan sehr erfolgreich eingesetzt werden.

Verspannungen im Rücken

Die Rückenmuskulatur im Lenden-, Brust- oder Schulterbereich ist oft sehr hart und verspannt. Bei diesen meist sehr schmerzhaften Verspannungen ist eine Schröpfmassage angebracht.

Diese Therapie hilft auch bei akuten Rückenschmerzen, gerade auch, wenn Sie lange am PC gesessen haben.

- Das Schröpfglas wird auf die Pobacke aufgesetzt und paravertebral (neben der Wirbelsäule) in einer großen Acht auf dem gut eingeölten Rücken etwa 8 – 10 Minuten nur auf einer Seite auf und ab gefahren. Danach wechseln Sie die Seite und massieren ebenso.

- Achtung: Wechseln Sie nie irgendwo auf die andere Seite der Wirbelsäule, sondern nur entweder am 7. Halswirbel, leicht zu finden wegen des vorspringenden Dornfortsatzes, oder am 4. Lendenwirbel (Kreuzbein)!

- Setzen Sie Schröpfgläser auf Bl 40

- Als Abschluss bringen Sie einige Tropfen eines Minzöl oder Rosmaringeist auf den Rücken auf.

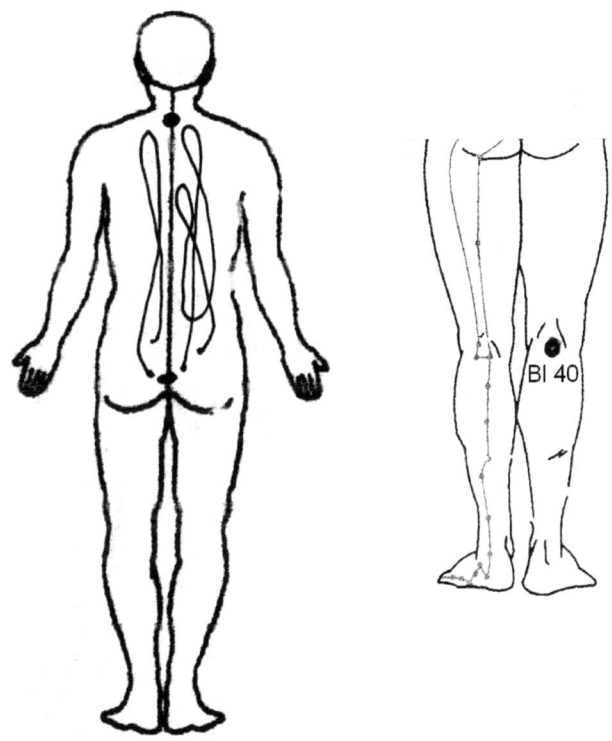

Skoliotische Veränderungen der Wirbelsäule

Bei einer Skoliose ist die Wirbelsäule seitlich verkrümmt und die einzelnen Wirbelkörper sind gedreht, sodass dadurch die Beweglichkeit eingeschränkt wird.

Sie wird meist während eines Wachstumsschubs in der Pubertät bemerkt. Die Ursachen sind in den meisten Fällen unbekannt.

Abzuklären ist, ob eine Organstörung vorliegt, wie beispielsweise häufige Nierensteinleiden mit heftigen in die Wirbelsäule ausstrahlenden Schmerzen.

Unabhängig von der Ursache ist Ba Guan eine sehr effektive Therapie.

- Die **konkave** (zur Mitte hin gewölbte) Seite der Wirbelsäule wird mit Gua Sha oder Ba Guan-Massage behandelt. Die Rückenstrecker sind hier verspannt und müssen gelockert werden.

- Auf die **konvexe** (nach außen gewölbte) Seite werden mehrere Schröpfgläser kräftig aber kurz gesetzt. Hier sind die Rückenstrecker erschlafft und müssen tonisiert werden.

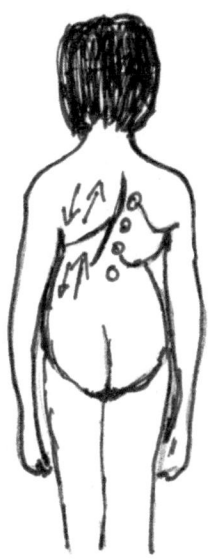

Chronische Rücken- und Kreuzschmerzen

Meistens sind abgenutzte Bandscheiben oder degenerative Gelenkveränderungen der Lendenwirbelsäule, verursacht durch Fehlbelastungen z.B. bei
Übergewicht oder falscher Haltung, aber auch Alters-
beschwerden die Ursache. Ebenso können psycho-
soziale Faktoren wie Überforderungen im beruflichen
oder privaten Bereich oder Organerkrankungen (z.B.
Nieren-, Magen-, Darm- oder gynäkologische Erkrankungen) Auslöser für Schmerzen sein. Lassen Sie bei
ständigen Schmerzen die Ursachen vom Fachmann
abklären!

In vielen Fällen kann Ba Guan sehr wirkungsvoll sein. Allerdings sind, um eine dauerhafte Schmerzbefreiung zu erreichen, oft Krankengymnastik oder spezielle Kräftigungsübungen für Muskeln und Bändern erforderlich.

– Massieren Sie 1 x tägl. mit dem Schröpfglas etwa 5 Min. beide Seiten des Lendenbereichs

– Danach setzen Sie Gläser für 10 Min. auf die Punkte Bl 23, Bl 25, LG 3, Gb 30, Bl 40, Bl 57

– Bei Taubheitsgefühl und Schmerzen in den unteren Gliedmaßen zusätzlich Gb 34.

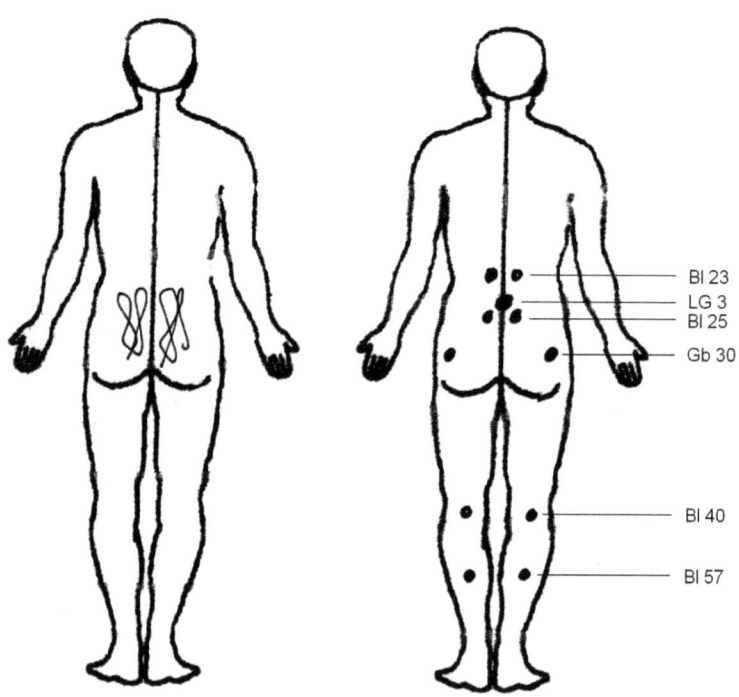

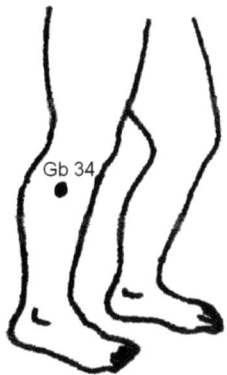

– Achtung: kein Ba Guan bei akut entzündlichen Prozessen oder einer Nierenerkrankung!

Ischialgie (Hüftschmerzen)

Typisch sind starke, anhaltende Schmerzen, eher auf der linken als auf der rechten Seite, die sich vom Kreuz über Hüfte und Gesäß bis in die Rückseite des Oberschenkels ziehen und sogar bis in den äußeren Fußknöchel und in die Zehen ausstrahlen können. Es schmerzt besonders bei Bewegungen mit gestrecktem Bein, beim Husten oder Niesen, aber auch während des Stuhlgangs. Beim Liegen auf dem Rücken wird das schmerzende Bein angewinkelt.

Ursache ist oft eine Entzündung des Ischiasnervs, ausgelöst durch Kälteeinwirkungen auf Bein oder Kreuzgegend, aber auch Veränderungen an der Lendenwirbelsäule und dem Kreuzbein.

Wenn ein taubes Gefühl im Bein auftritt, gehen Sie sofort zum Arzt!

- Unterstützen Sie Ba Guan mit Rosmarin- oder Johanniskrautöl oder Arnikatinktur. Setzen Sie 1 x tägl. für 10 Min. Gläser auf Bl 23, Bl 25, Bl 40, Bl 57, LG 3, Gb 30.

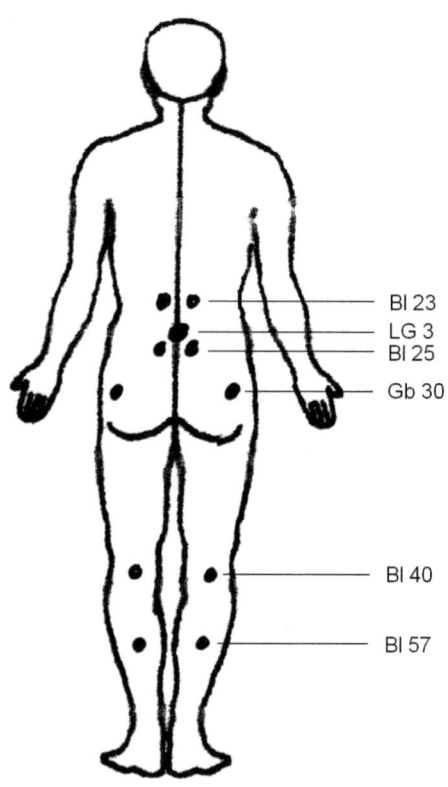

BI 23
LG 3
BI 25
Gb 30
BI 40
BI 57

So stellen Sie Ihr Massageöl selbst her:

Johanniskrautöl: Zerquetschen Sie noch nicht aufgeblühte Johanniskrautblüten, bis Saft austritt, geben diese in eine Literflasche, schütten ½ Liter Olivenöl darüber und lassen alles 10 Tage in der Sonne stehen. Abgießen und wieder einige Handvoll zerquetschter Blüten zugeben, in der Sonne stehen lassen, bis das Öl tiefrot ist. Das Öl durch ein Tuch seihen und gut verschlossen aufbewahren.

Rosmarinöl: 2-3 Zweiglein Rosmarin in 300 ml Olivenöl ansetzen, 3 Wochen an der Sonne stehen lassen, öfters schütteln und dann filtrieren. Hilft bei rheumatischen Schmerzen.

Besonders gerühmt wird die **Arnikatinktur.** Dafür werden frische oder getrocknete Blüten zu etwa 2 Drittel in eine Flasche gefüllt, mit 90% Alkohol 2 Wochen lang angesetzt. Gut zukorken und in der Sonne stehen lassen, danach filtern. Die Arnikatinktur wird mit Wasser stark verdünnt (1 Esslöffel auf ½ Liter Wasser) äußerlich angewandt zu Umschlägen.
Bei Tinkturen aus der Apotheke verdünnen Sie 1 : 20
Bitte testen Sie die Verträglichkeit. Manche Menschen reagieren allergisch auf Korbblütler.

Eine sehr hilfreiche **Einreibung** nach Ba Guan bei Ischialgien ist folgende Mischung: 1 Teil Beinwelltinktur, 1 Teil Ringelblumentinktur, 1 Teil Johanniskrautöl.

Chronische Nackenschmerzen

Nackenverspannungen können sehr schmerzhaft sein. Ursachen gibt es viele. Sehr häufig ist es die Arbeit am PC, aber auch arthrotische Veränderungen der Halswirbelsäule, Unfälle, Infektionen mit vergrößerten Lymphknoten im Mund- Rachenraum oder Bandscheibenschäden können die Ursache sein. Die Schmerzen breiten sich oft in Schultern und Arme aus und in schweren Fällen ist die Seitwärtsbewegung des Kopfes eingeschränkt.

- Massieren Sie mit einem Schröpfglas den gut eingeölten Nacken auf beiden Seiten der Wirbelsäule bis zur Schulter je ca. 5 Minuten.

- Setzen Sie anschließend ein kleines Glas auf den Punkt Gb 20, und etwas größere auf LG14, BI 12, 3E 5, Gb 21 und Ashi-Punkte im betroffenen Bereich.

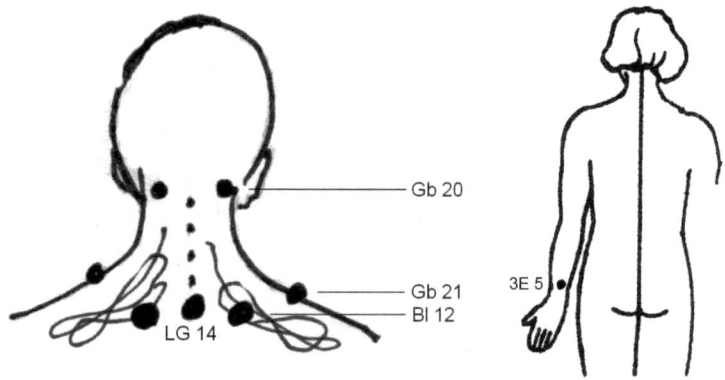

- Streichen Sie Nacken und Schulter mit beiden Händen aus.

Schulter- Arm- Syndrom

Schmerzen und Bewegungseinschränkungen im Schulterbereich werden bei **Verspannungen** durch Überanstrengung und ständige Fehlbelastung hervorgerufen, während bei der **Schultersteife** (Schmerzen beim Hochheben des Arms) meist eine chronische Schleimbeutelentzündung oder Arthrose die Ursache ist. Aber auch andere Ursachen sind möglich und sollten bei länger dauernden Beschwerden abgeklärt werden.

Um herauszufinden, welcher der drei „Schulter"-Meridiane beeinträchtigt ist und schmerzt, gibt es einfache, leicht zu merkende Übungen:

Dickdarm-Meridian: führen Sie den Arm nach hinten (als wenn Sie den BH öffnen wollen) (1)

Dünndarm-Meridian: legen Sie die Hand auf die andere Schulter (2)

3-Erwärmer-Meridian: führen Sie den Arm über den Kopf und berühren Sie mit den Fingerspitzen das Ohr (3)

1

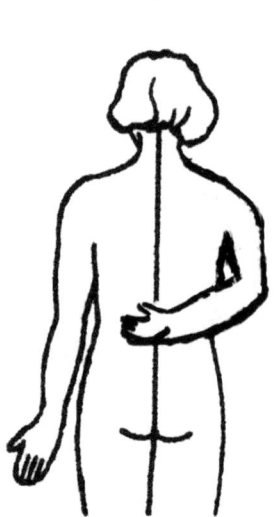

2

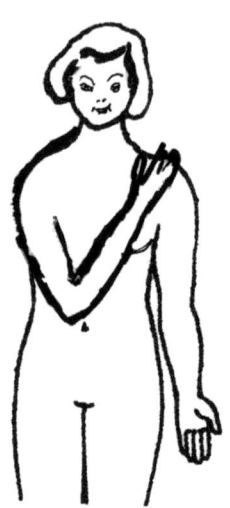

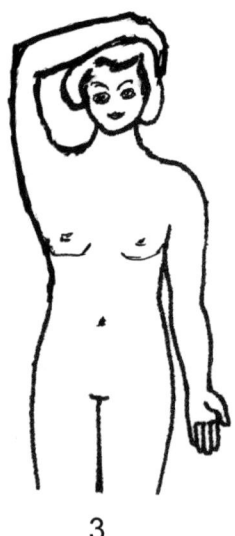

3

- bei Schulterbeschwerden besonders im **Di-Meridian:** Di 15, Di 14, Lu 1, Di 4, Gb 21 und Ashi-Punkte

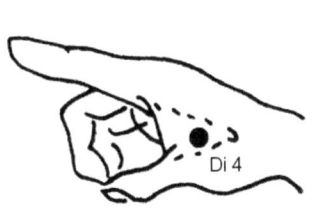
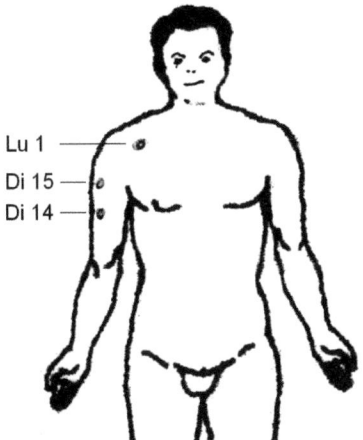

- ist der **Dü-Meridian** betroffen: Dü 11, Dü 9, Gb 21, Dü 15 und Ashi-Punkte

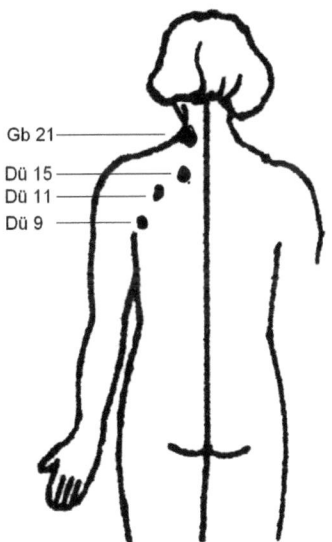

– Schmerzen im **3E:**
3E 6, 3E 10, Bl 11,
Ashi-Punkte

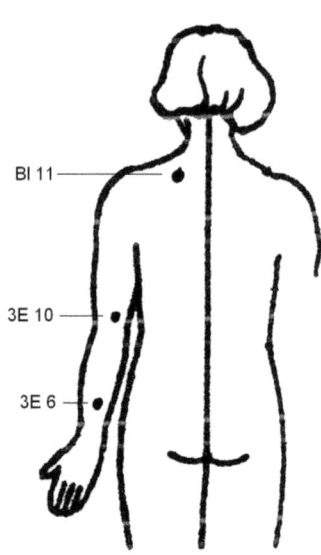

Chronische Gonarthrose
(Kniegelenksarthrose)

Das Gelenk ist geschwollen und schmerzt. Hierbei handelt es sich um einen vorzeitigen Verschleiß der knorpeligen Gelenkflächen des Kniegelenks.

1. Gua Sha über dem Gelenk
2. anschließend kleine Schröpfgläser auf die Kniegelenkspalten setzen

Ba Guan 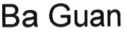 Gua Sha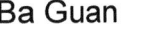

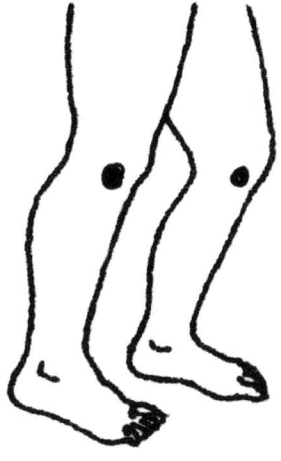 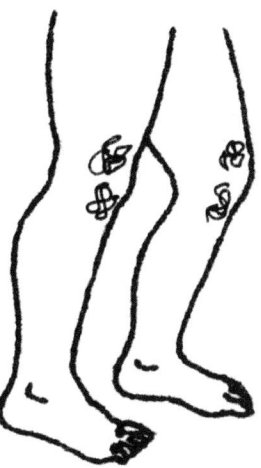

Erkältungskrankheiten

Nach Vorstellung der TCM ist eine Erkältung eine „Windkrankheit" oder durch saisonale Viren verursachte fieberhafte Infektionskrankheit der unteren Atemwege.

Hauptpunkte sind hier LG 14 und die Punkte des Blasenmeridians am Rücken.

- Reiben Sie mit einem Öl (vermischt mit ein paar Tropfen Japanischem Heilpflanzenöl), Tigerbalm oder einer anderen Erkältungssalbe den Rücken ein und massieren den Blasenmeridians beidseitig bis sich die Haut rötet (ca. 10 Min.), danach setzen Sie ein Glas für ca. 10 Min. auf den Punkt LG 14.

- Alternativ setzen Sie 1 x tägl. ca. 10 Min. mehrere Gläser entlang des Blasenmeridian beidseitig

- Bei Kopfschmerzen und verstopfter Nase setzen Sie zusätzlich Gläser auf die Punkte PaM 3 und PaM 9.

- Setzen Sie 1 – 2 x wöchentlich ein Glas auf den Punkt Ma 36 ca. 4 Wochen lang, das erhöht die Abwehr gegen Erkältungskrankheiten. Massieren Sie den Punkt Di 4, der eine immunstimulierende Wirkung hat.

- Achten Sie darauf, dass der Raum gut durchlüftet ist, aber halten Sie den Patienten warm.

– Achten Sie während der Massage auf den Druck , da sie sonst sehr schmerzhaft ist.

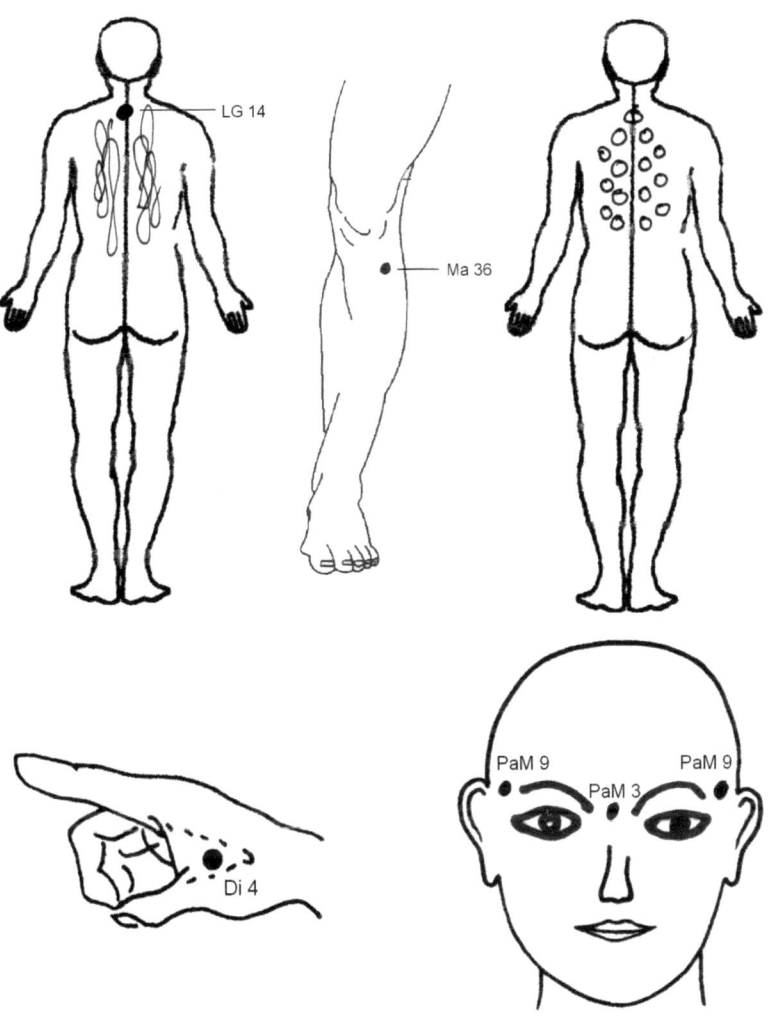

Bronchitis

Es ist eine akute Entzündung der Bronchial-
schleimhaut mit Husten, Auswurf, Atembeengung,
Pfeifen und schnarrende Geräusche beim Atmen.

Ba Guan ist effektiv bei akuter Bronchitis; jedoch ist
eine rechtzeitige Behandlung mit vollständiger Heilung
notwendig, um die Entwicklung einer chronischen
Bronchitis zu verhindern.

- Setzen Sie Gläser auf KG 17, KG 22, Lu 1,
  Lu 5, Ma 36, Ma 40, Bl 11, Bl 13 (Shu-Punkt
  Lunge)

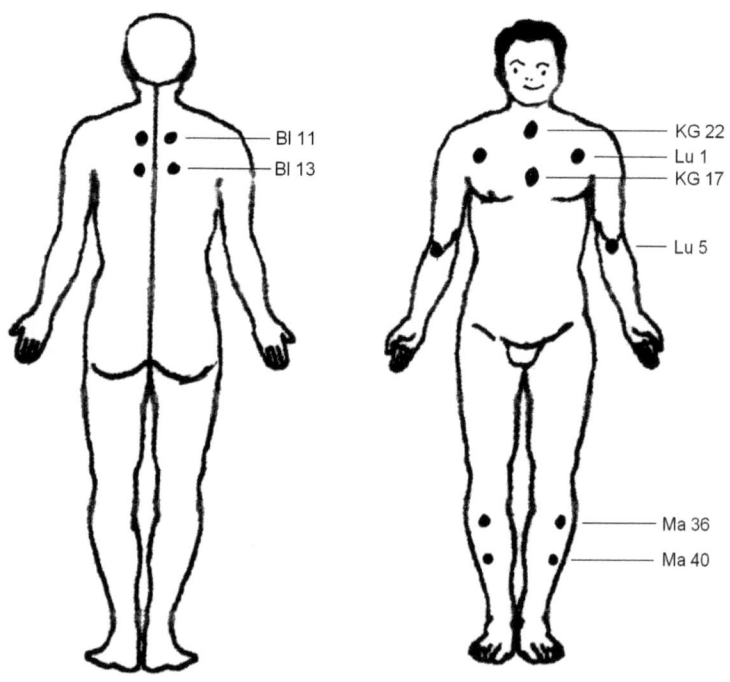

Husten

Der Husten ist ein Begleitsymptom für verschiedene akute und chronische Erkrankungen der Lunge und der Bronchien. Dabei versucht der Körper, eingeatmete Keime und Fremdkörper von der Schleimhaut des Atmungstraktes zu befreien.

Er kann aber noch verschiedene andere Ursachen haben, die Sie bei chronischem Husten abklären sollten.

- Setzen Sie 1 x täglich für 10 Min. Gläser auf die Hauptpunkte Bl 13, Lu 5, Bl 12 und 3E 5

- bei reichlich Auswurf zusätzlich KG 12 und Ma 40

- bei Brustenge mit Kurzatmigkeit zusätzlich KS 6 und LG14

- bei Kopfschmerzen mit verstopfter Nase, zusätzlich PaM 3 und PaM 9

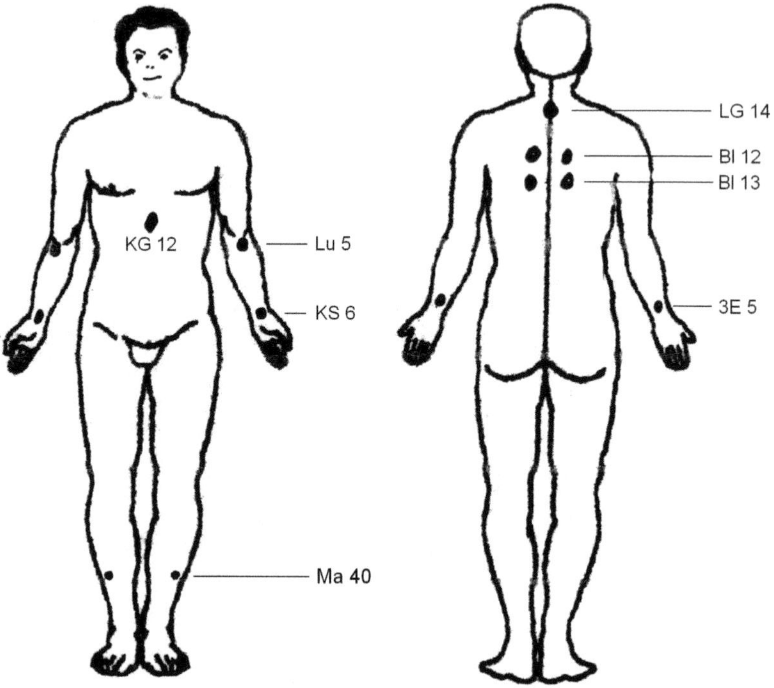

KG 12

Lu 5

KS 6

Ma 40

LG 14

BI 12

BI 13

3E 5

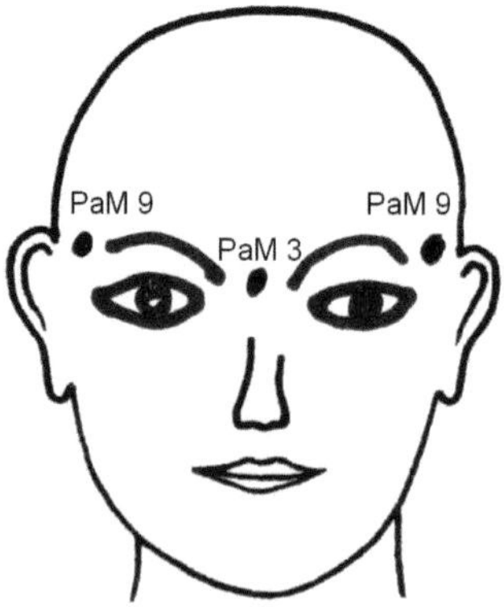

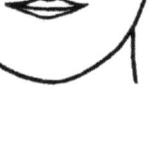

PaM 9

PaM 3

PaM 9

Chronische Nebenhöhlenerkrankung

Dafür werden im Gesicht ganz kleine Schröpfgläser verwendet. Falls Sie eine Schröpfsalbe verwenden, achten Sie darauf, dass Sie sie nicht in die Augen bringen!

- PaM 3 und PaM 9 bei verstopfter Nase

- um das Immunsystem zu stärken, Di 4 kräftig mit dem Finger massieren

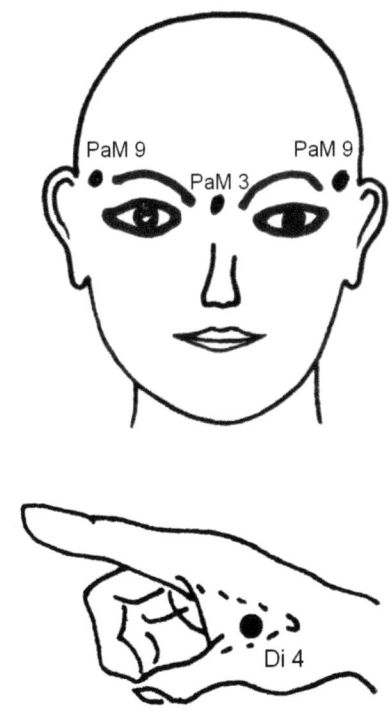

Gynäkologische Beschwerden

Unregelmäßige Menstruation

Meist sind hormonelle, psychische oder organische Veränderungen Ursache der Zyklusstörung. Lassen Sie die Ursachen beim Arzt abklären.

- Bl 18, Bl 20, Bl 23, MP 6, MP 9, KG 3, KG 6, Ma 25.

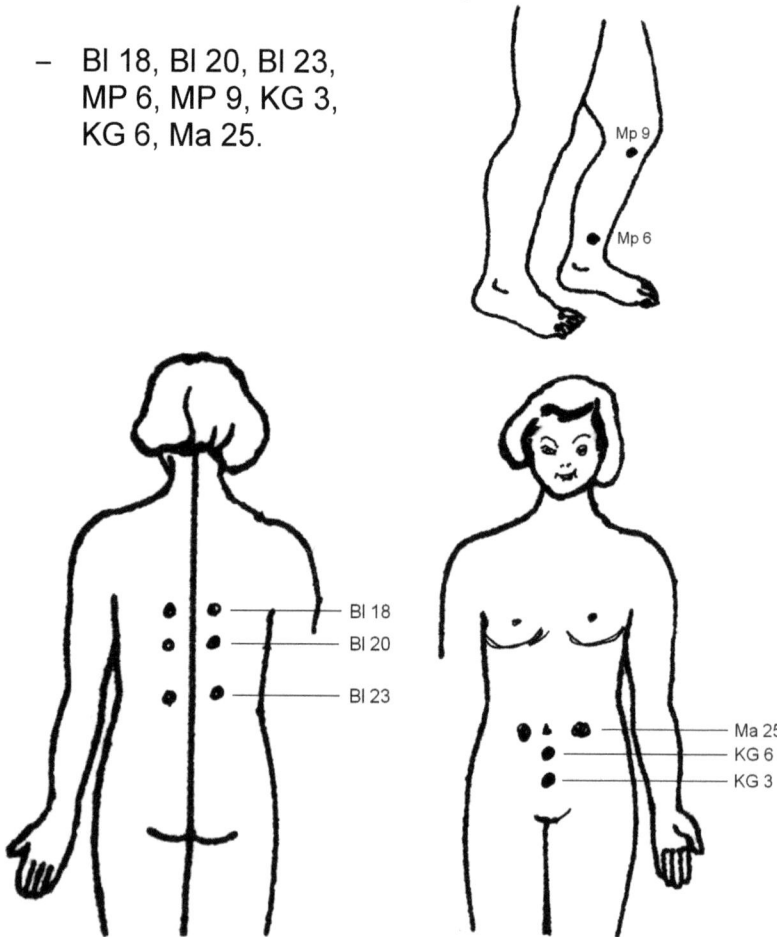

Regelschmerzen

Fast jede zweite Frau kennt sie, die krampfhaften Schmerzen vor und während der Periode. Häufig kommen noch andere Beschwerden wie Kopf- und Muskelschmerzen, Aufgeblähtsein, Schlafstörungen... hinzu.

Ba Guan kann hier hilfreich sein.

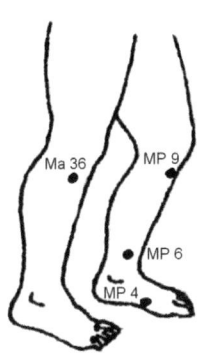

- Bl 18, Bl 20, Bl 23, Bl 26, Bl 27, MP 4, MP 6, MP 9, KG 3, Ma 25, Ma 36

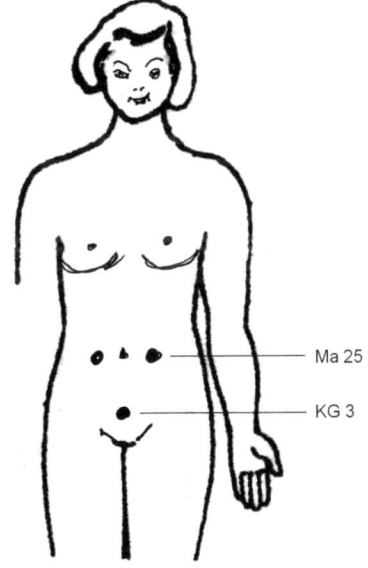

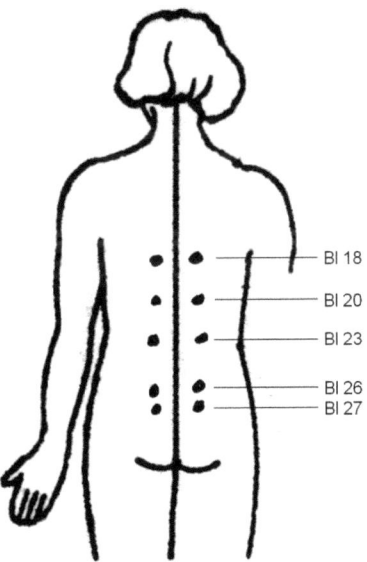

Wechseljahrsbeschwerden

Mit dem Aufhören der Eierstockfunktion wird die Periode unregelmäßig bis sie schließlich ganz aufhört. Die hormonellen Veränderungen können zu Reizbarkeit, Unbehagen, Missstimmung, Schlaflosigkeit, übermäßigem Schwitzen, Hitzewallungen und anderes mehr führen. In der Vorstellung der TCM ist das Nieren-Yang nicht im Gleichgewicht und muss normalisiert werden. Eine große Hilfe waren für mich in dieser Zeit die Kräuterpillen „Liuwei Dihuang Wan" und Ba Guan.

- Bl 18, Bl 23, KG 3, KG 6, Ni 3, MP 6, Ma 36,

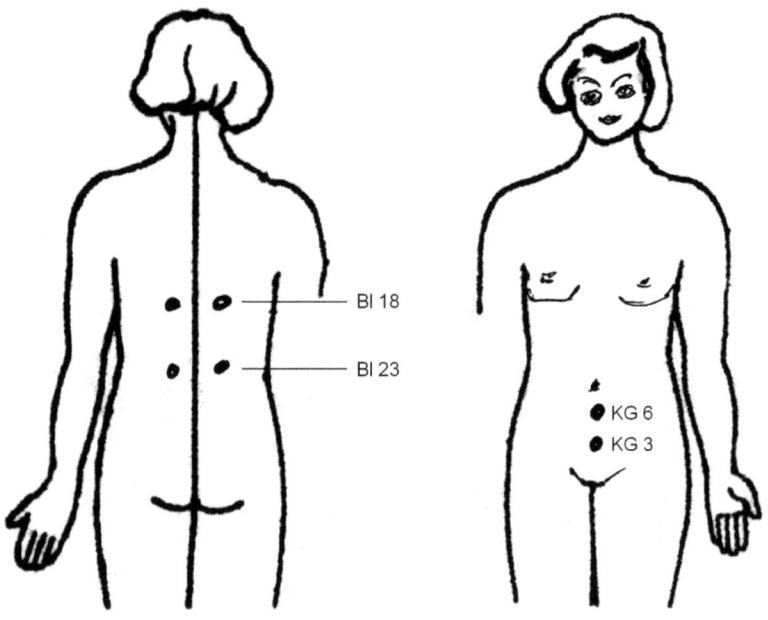

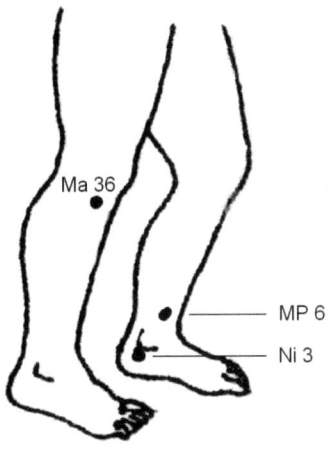

Ma 36

MP 6

Ni 3

„Hormonbuckel"

Der sogenannte „Hormonbuckel" oder „Witwenbuckel" kommt oft bei Frauen in und nach den Wechseljahren vor. Er ist eine Schwellung im Bereich des Nackens auf dem 7. Halswirbel (LG 14), leicht zu finden wegen seines vorspringenden Dornes. Hier wird ein Schröpfglas direkt aufgesetzt.

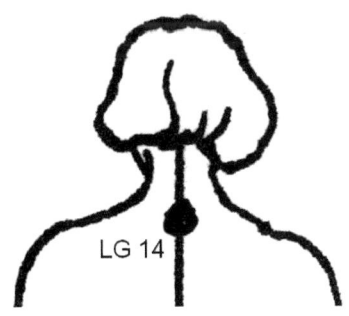

LG 14

Magen- Darmstörungen

Schröpfen bei Bewegungsstörungen des Darms, unterstützend bei übermäßiger Gasbildung infolge von Verdauungsstörungen und beim Roemheldschen Symptomenkomplex kann sehr hilfreich sein.

Aber auch bei chronischer Gastritis (nicht bei akuter!), Magenschmerzen und Bauchkrämpfen ist Schröpfen erfolgreich.

Achtung: Kein Schröpfen bei Magengeschwüren!

- Dafür werden 4 kleinere Schröpfgläser um den Nabel und (beim Erwachsenen) etwa 8 – 10 größere Gläser im Verlauf des Dickdarms gesetzt.

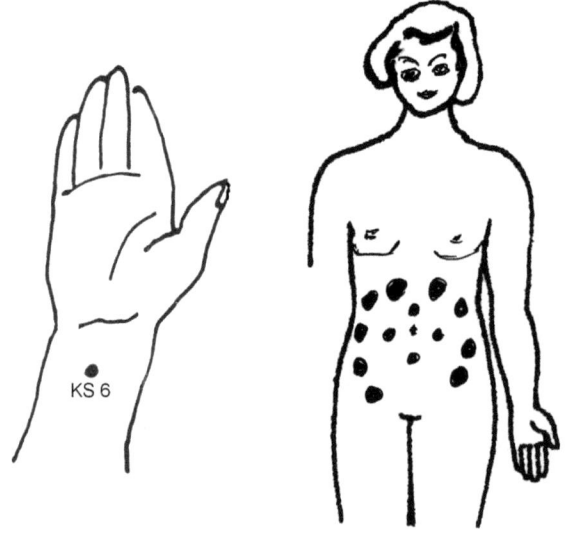

Erbrechen

Erbrechen ist keine Krankheit, kann aber auf eine Krankheit hindeuten. Es gibt viele Ursachen für Erbrechen: Magenkatarrh, Infektionen, Gehirnerschütterung, Schwangerschaft, Aufregung, Reizung des Gleichgewichtsorgan (z.B. mit Schwindel bei Autofahrten, Flügen...), Vergiftungen, zu viel Alkohol...

Der Behandlungsvorschlag bezieht sich hier auf das Erbrechen infolge von Verdauungsstörungen!

– Setzen Sie 1 x tägl. für 10 Min. Gläser auf Bl 21, Ma 36, KS 6 sowie KG 12

– bei Brechreiz unterwegs massieren Sie kräftig den Punkt KS 6

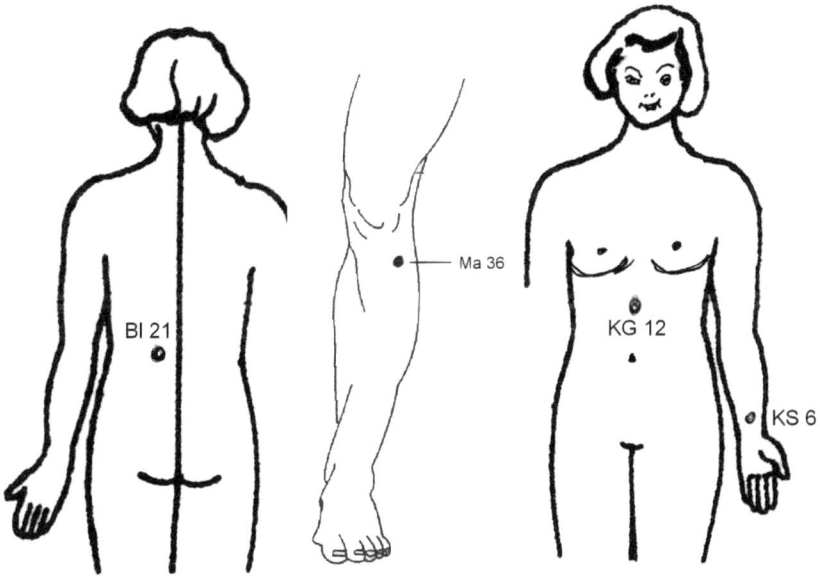

Obstipation (Verstopfung)

Dabei unterscheiden wir die akute von der chronischen Verstopfung, sowie die spastische, die sich mit Kneifen im Bauch äußert, von der mit Völlegefühl einhergehenden atonischen Verstopfung.

Dieses weitverbreitete Übel kann verschiedene Ursachen haben. Häufig wird die Schuld der sitzenden Lebensweise gegeben. Aber eine Hauptschuld trägt u.a. sicherlich die falsche Ernährung.

-   Setzen Sie 1 x tägl. Gläser auf die Punkte Di 4, Ma 36, Bl 25, Ma 25.

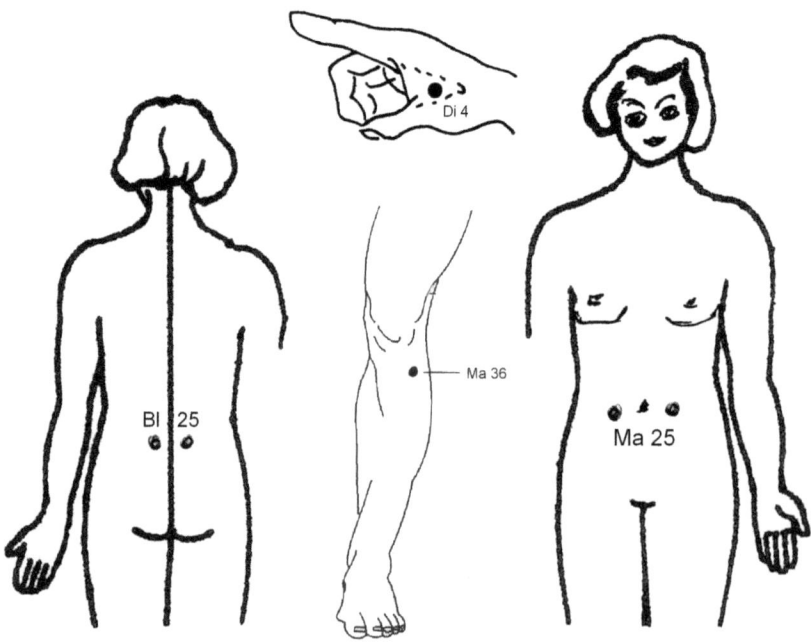

Diarrhoe (Durchfall)

Bei Durchfallerkrankungen wird häufiger und in größerer Menge, durch erhöhtem Wassergehalt ungeformter Kot abgesetzt, der mit unverdauten Nahrungsresten, Blut und Schleim vermischt sein kann. Es ist das häufigste Symptom bei Darmerkrankungen.

– Bl 21, Bl 25, Bl 27,
  BL 28, KG 6, KG 8,
  KG 12, Ma 25, Ma 36,
  MP 6, MP 15

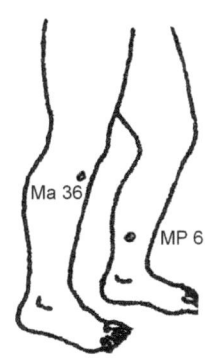

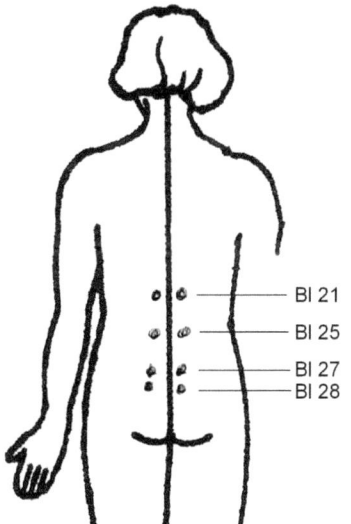

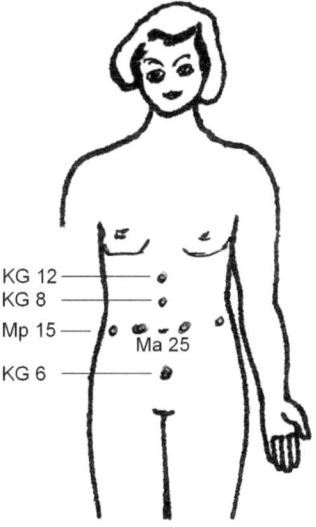

Beschwerden im Nervensystem

Schlafstörungen

Fast jeder kennt sie, die Probleme mit dem Einschlafen, Durchschlafen, Schnarchen oder dem zu früh Aufwachen. Meist sind es kurzzeitige Störungen, für die es Ursachen gibt wie Stress, Probleme, Infektionen, Aufregungen...

Schlafstörungen, die jedoch länger dauern, sollten abgeklärt werden.

Ba Guan über einen längeren Zeitraum kann helfen, wenn keine organischen Störungen die Ursache sind.

– Wichtige Punkte sind Bl 15, Bl 21, Bl 23, KG 12, Ma 36, Gb 34, Gb 43

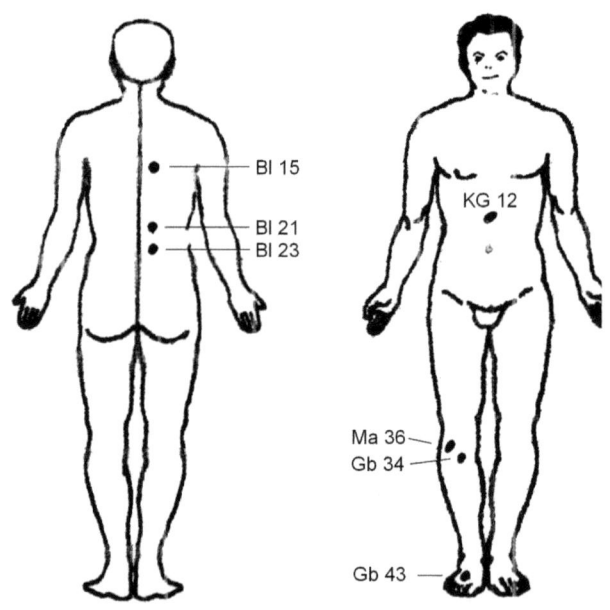

Hyperhidrosis (vermehrtes Schwitzen)

Schwitzen wird beeinflusst vom Wassergehalt des Blutes, der Hautdurchblutung und dem Blutdruck. Es steht unter Einwirkung des Nervensystems, besonders des Wärmezentrums. Das erklärt auch, warum man bei Nervosität oder besonderen Gemütserregungen wie Angst, Verlegenheit, usw. stark schwitzt.

Schwitzen kann eine Begleiterscheinung von verschiedenen Krankheiten sein und man kann nur durch deren Behandlung Abhilfe schaffen. Aber auch Medikamente können die Schweißabsonderung verstärken oder unterdrücken.

Nur bei starkem Schwitzen durch Stress oder anderen nervösen Störungen oder bei Übergewicht ist Ba Guan erfolgreich.

- Massage entlang des Blasenmeridians zwischen Bl 13 und Bl 23, sowie Gläser auf Di 4, Di 11, He 3, He 7, KS 6, Ma 36, MP 6, Ni 7.

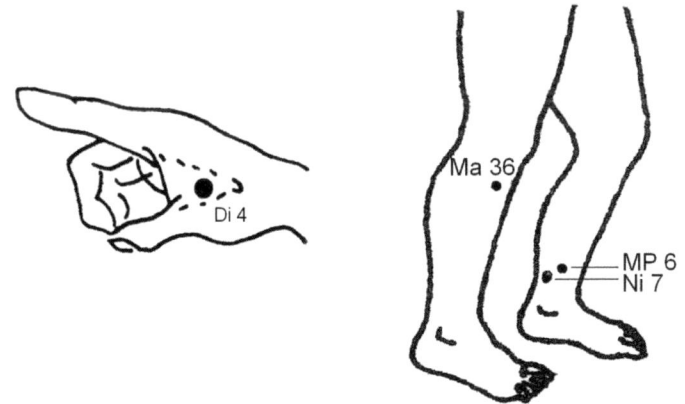

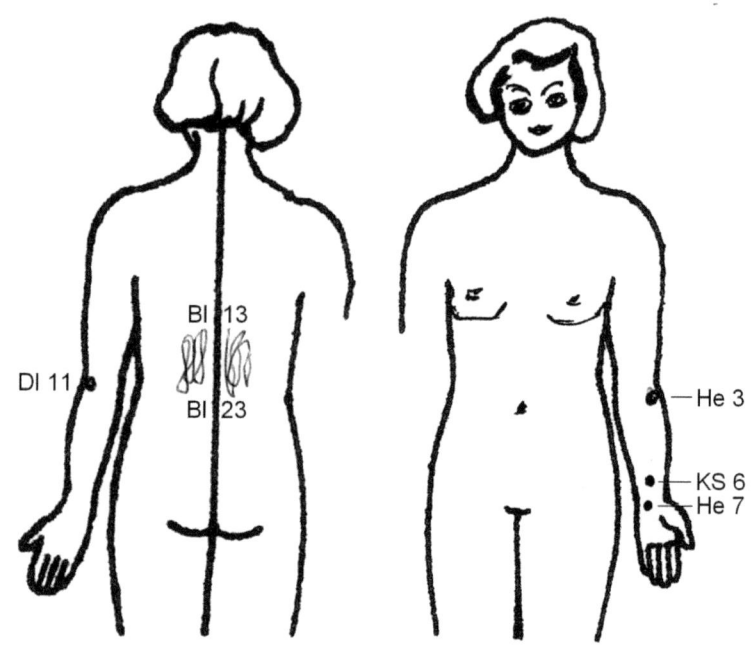

Vertigo = Gleichgewichtsstörung

Typisch dafür ist Schwindelgefühl in Kombination mit verschwommenem Sehen. Bei leichtem Vertigo kann es helfen, wenn ein Auge geschlossen wird.

Die Symptome bei starkem Vertigo sind ähnlich wie in einem schnell fahrendem Auto oder Boot und man ist unfähig gerade zu stehen. Oft kommen noch Übelkeit, Erbrechen, Schwitzen, blasse Hautfarbe oder auch ein plötzlicher Kollaps hinzu.

Meist ist die Ursache im Gleichgewichtsorgan im Innenohr zu finden. Bei einer Erkrankung im Gehirn mit Gleichgewichtsstörungen sollten Sie erst einen Fachmann konsultieren.

- Die wichtigsten Punkte hierfür sind LG20, PaM3, PaM9 und Ma 40, die Punkte 1 x tägl. für 10 Min. schröpfen

- bei Übelkeit und Erbrechen zusätzlich Ma 36, KS 6, KG 12

- Ba Guan ist meist sehr effektiv

- Achtung! Kein Ba Guan, wenn die Ursache im Gehirn liegt!

- Hilft nicht bei zu starkem Alkoholgenuss!

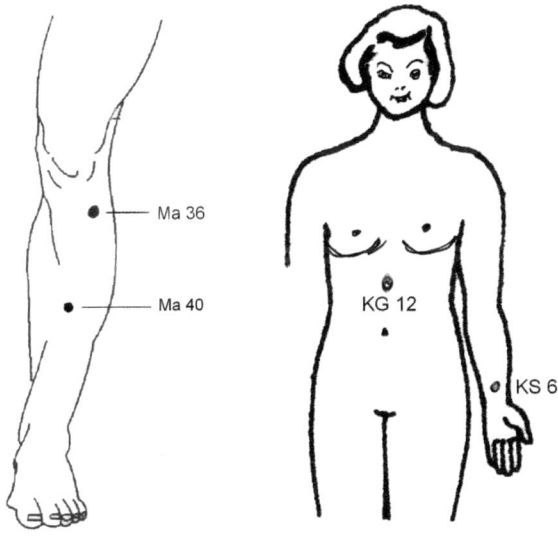

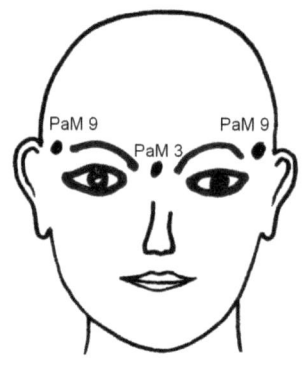 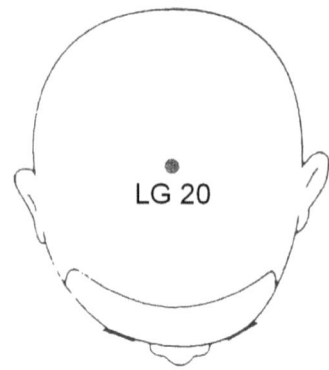

Wadenkrämpfe

Wadenkrämpfe sind lästig und schmerzhaft. Wenn kein Kalzium- (= Krämpfe tagsüber) oder Magnesium-mangel (= Krämpfe nachts) vorliegt, ist trockenes Schröpfen des Unterschenkels angesagt. Diese Krämpfe in der Wadenmuskulatur kommen häufiger bei jüngeren, sportlichen Menschen vor.

Setzen Sie mehrere Gläser
- auf den Wadenmuskel
  (Bl 40, Bl 57)

- oder massieren Sie den
  Muskel mit einem Glas..

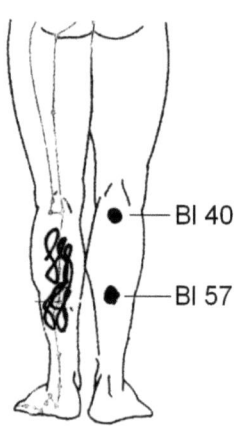

Kosmetische Behandlungen

Zellulite

Da diese Probleme in der Regel nur bei Frauen auftreten, wird ein hormoneller Zusammenhang angenommen.

Die tägliche Massage mit den Schröpfgläsern über einen längeren Zeitraum kann das Hautbild klar verändern. Ba Guan regt den Lymphfluss an und unterstützt dadurch den Abtransport von „Schlackenstoffen". Das Lymphgefäßsystem ist nicht nur bedeutend für die Abwehr, sondern steht durch den Flüssigkeitstransport im Körper in enger Beziehung zum Blutkreislauf. Durch die Stimulierung des Bindegewebes verändert sich nach einiger Zeit das Hautbild.

- Verwenden Sie reichlich durchblutungsförderndes Öl wie beispielsweise selbst hergestelltes Chiliöl oder eine Schröpfsalbe (sonst ist es sehr schmerzhaft!) und massieren täglich etwa 10 Minuten die entsprechenden Stellen.
  Bei der Massage halten Sie mit einer Hand das Gewebe fest und massieren mit der anderen.

Da die Massage auch tiefere Hautschichten erreicht, können Sie das Abnehmen unterstützen, indem Sie über den Problemzonen Hüften und Bauch massieren. **Achtung:** bei Hernien oder Geschwüren im Magen- oder Darmbereich ist dies verboten!

Chiliöl: Geben Sie in eine Flasche mit Öl einige getrocknete oder frische Chilis, stellen es ca. sechs Wochen in der Sonne, schütteln es regelmäßig und verwenden es dann. **Achtung!** Bringen Sie es nicht auf Schleimhaut oder Augen!

Chili hat eine durchblutungsfördernde und stoffwechselanregende Wirkung.

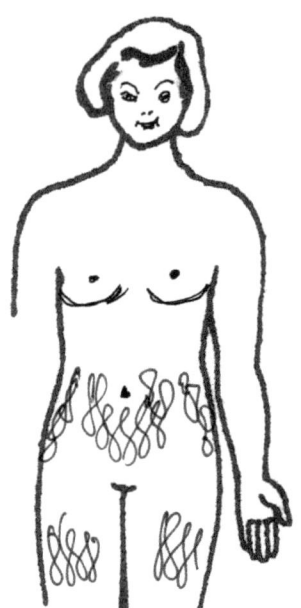

Gesichtsbehandlung, Anti-Aging-Massage

Ein blasses, müdes Gesicht mit schlaffer, schlechtdurchbluteter Haut kann durch regelmäßige Massage mit Schröpfgläsern verbessert werden.

Dafür nehmen Sie ein Glas mit 2 cm Durchmesser, reichlich Öl und massieren vorsichtig das Gesicht, den Hals und das Dekolletee.

Ich persönlich ziehe hier Gua Sha vor.

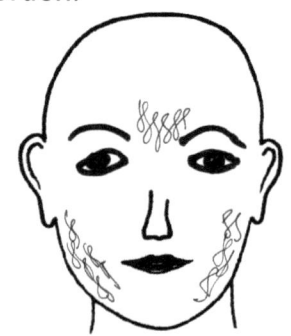

Behandlung von Kindern

Appetitlosigkeit

Dieses bei kleinen Kindern weit verbreitetes Übel ist vor allem für Eltern ein Problem. Überprüfen Sie die Essgewohnheiten. Kinder, die zwischendurch essen, sich mit Süßigkeiten „vollstopfen", zu viel Limo oder Milch trinken, sind zu den Hauptmahlzeiten in der Regel satt.

Appetitlosigkeit kann aber auch eine Begleiterscheinung von organischen und seelischen Störungen sein, die entsprechend behandelt werden muss.

– Schröpfgläser auf LG 14, Di 4, Bl 20, 21, KG 12, 14, 6, Ma 36

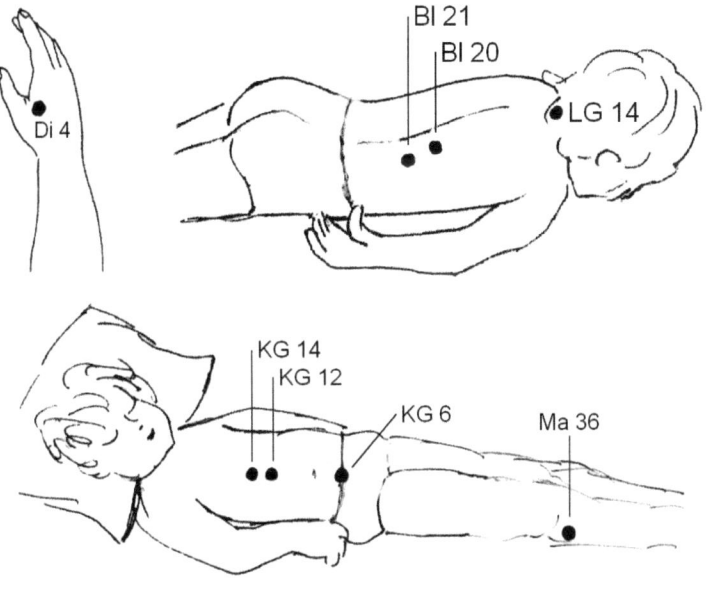

Bronchitis

Ursache der Schleimhautentzündung der Bronchien sind meist Viren, seltener Bakterien. Sie sollten einen Arzt hinzuziehen, da sie häufig mit anderen Infektionskrankheiten auftreten kann.

Als Unterstützung zur verordneten Therapie kann Ba Guan hilfreich sein.

– Ba Guan – Massage am Rücken entlang der Wirbelsäule sowie am unteren Rippenbogen

– Schröpfgläser auf Lu 5, Di 4, Ma 40

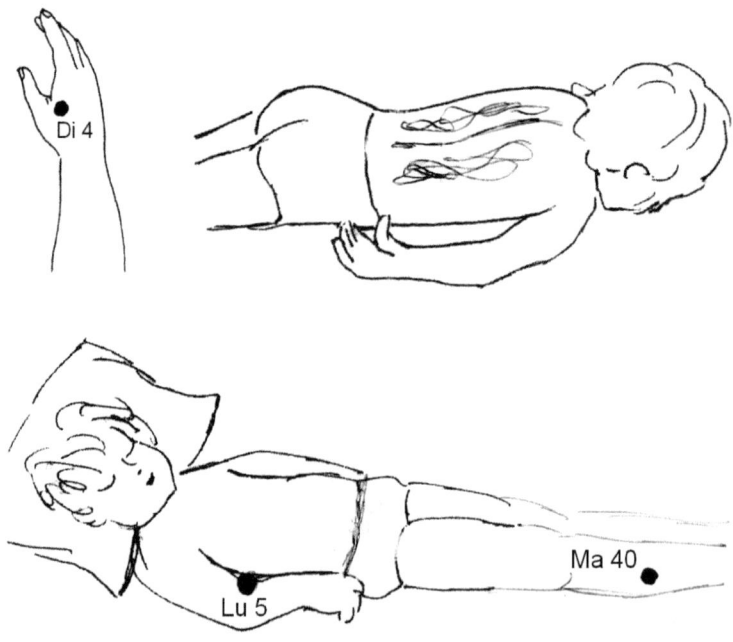

Erkältung

Im Herbst und Winter häufen sich bei Kindern Erkältungskrankheiten. Meist sind es banale Infekte. Nicht immer ist es sinnvoll, gleich mit Medikamenten zu behandeln. Gerade hier können natürliche Hausmittel erfolgreich sein. Auch eine Behandlung mit Ba Guan ist hilfreich. Sollte jedoch nach drei Tagen keine Besserung eintreten, holen Sie den Rat eines Kinderarztes ein.

–   Massieren Sie mit einem Schröpfglas den Rücken beidseitig des Wirbelsäule und vorne entlang des Brustbeins.

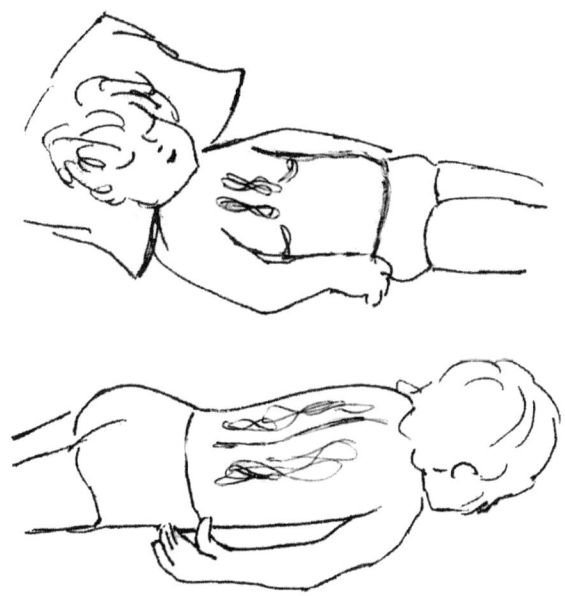

Durchfall

Meist sind es Unverträglichkeiten gegen bestimmte Nahrungsmittel, die Durchfall hervorrufen, aber auch psychische Belastung oder Aufregung können die Ursache sein. Öfters tritt Durchfall im Sommer oder Herbst auf. Charakteristisch sind häufige, lockere und/oder wässrige Stühle mit unverdauter Nahrung.

Zeigen sich keine weiteren Symptome, so setzen Sie für jeweils 1 x täglich 10 Minuten Schröpfgläser auf

- Ma 25, Ma 37, KG 12, KG 8, Bl 20

- halten Sie Babys mit schwacher Konstitution während der Behandlung warm!

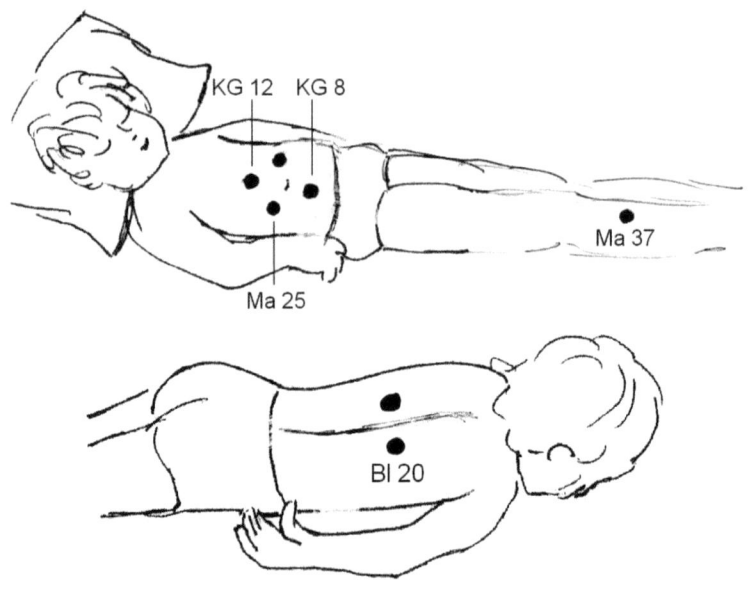

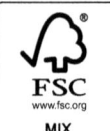